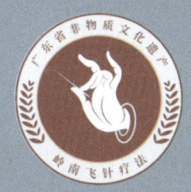

岭南飞针疗法

腹针·背针

秦敏 主编

广东科技出版社
全国优秀出版社

图书在版编目（CIP）数据

岭南飞针疗法. 腹针·背针 / 秦敏主编. -- 广州：广东科技出版社，2024. 11. -- ISBN 978-7-5359-8337-4

Ⅰ．R245.3

中国国家版本馆CIP数据核字第20246D9K78号

岭南飞针疗法——腹针·背针
Lingnan Feizhen Liaofa — Fuzhen · Beizhen

出 版 人：严奉强
责任编辑：何钰怡　李　旻　李　芹
装帧设计：友间文化
责任校对：李云柯
责任印制：彭海波

出版发行：广东科技出版社
　　　　　（广州市环市东路水荫路11号　邮政编码：510075）
销售热线：020-37607413
https://www.gdstp.com.cn
E-mail：gdkjbw@nfcb.com.cn

经　　销：广东新华发行集团股份有限公司
印　　刷：广州市彩源印刷有限公司
　　　　　（广州市黄埔区百合3路8号　邮政编码：510700）
规　　格：787 mm×1 092 mm　1/16　印张13.5　字数270千
版　　次：2024年11月第1版
　　　　　2024年11月第1次印刷
定　　价：88.00元

如发现因印装质量问题影响阅读，请与广东科技出版社印制室联系调换（电话：020-37607272）。

编委会成员

主　编：秦　敏
副主编：潘　杰　蔡伟彬　苏利梅　李　敏
编　委：周　莉　刘　洋　蔡科达　黄智胜　张俊杰　熊金花
　　　　　黄春梅　陈文威　麦晓泗　余颖秀　陈崇健　陈　虹
　　　　　杨　清　梁　杏　邵晓雪　秦苇婷　陶　雪　黄靖雯
　　　　　陈博韬　赵小燕　沈　力　李中英　黎仲富　钟育权
　　　　　邹震宇　岑碗仪　李一萍　刘雪梅　张一帆　温晓华
　　　　　林青燕　吴丽珍　汪可飞　刘晓林　陈朝悦　宗婷婷
　　　　　谢碧玉　凌春生　邓源波　樊孟飞　曾　遥

主编简介

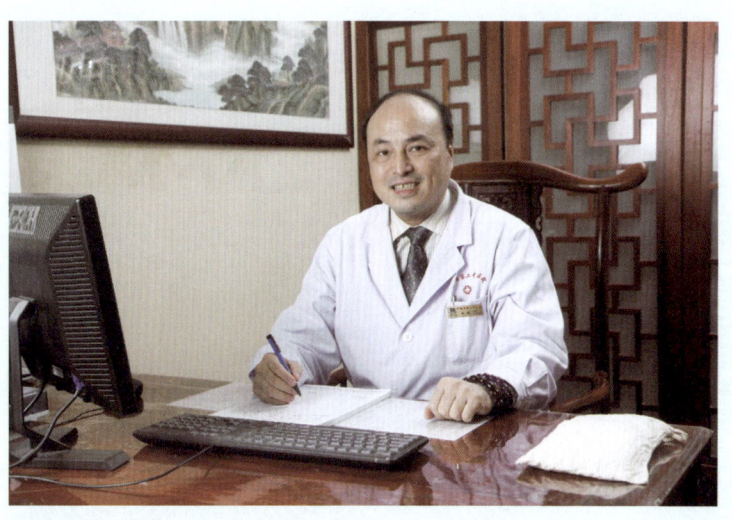

秦敏 广东省第二中医院针灸康复科三病区区长,主任中医师,教授,硕士研究生导师。广州市中医临床优秀人才,先后师承广东省名中医张家维教授和卢桂梅教授;全国第四批名老中医学术经验继承人,广东省非物质文化遗产"岭南飞针疗法"代表性传承人,广东省临床医学会岭南飞针专业委员会主任委员;国家中医药管理局中医药文化科普巡讲团首席专家。1988年毕业于广州中医药大学,从事中医内科和针灸康复科临床、教学、科研工作近40年,传承并发展广东省非物质文化遗产"岭南飞针疗法",擅长中药及针灸结合治疗脑病、小儿脑瘫、顽固性失眠等各种奇难杂症,并精通养生八段锦、吴式太极拳,在传统中医养生保健、亚健康调理和疾病防治等方面有独特的见解及方法。是省市电台、电视台《名医热线》《名医面对面》等专栏节目的特约专家。曾获1998年"广州市十大青年岗位能手",1999年"广州青年小五发明科技创新奖";独创"鼻吸药氧治疗心脑血管疾病"。主持和参与多项国家级、省级科研课题;在国家级及省级医学杂志发表论文20余篇,并出版专著《岭南飞针疗法——头皮针》《针灸整体论初探》。

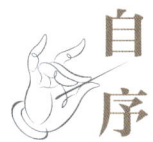

自序

继2014年《针灸整体论初探》、2020年《岭南飞针疗法——头皮针》出版之后,《岭南飞针疗法——腹针·背针》终于面世,回首运用、传承、创新岭南飞针之路,我感受良多。

1983年,我就读于广州中医药大学中医学专业。1988年本科毕业后,我被分配至广州市越秀区中医院工作,2007年作为广州市优秀中医临床人才被调入广东省第二中医院工作至今。在这期间,我对岭南飞针从初识、总结到创新的学习及临床历程,可概括为以下4个阶段。

第一阶段:初识飞针,我幸习之

1985年本科见习期间,我求学于广东省中医院针灸科,跟师陈全新教授,学习岭南飞针技术2月余,使我对飞针技术产生了浓厚兴趣。1987年在广州中医药大学第一附属医院实习阶段,我有幸跟师张家维教授,张教授给我传授了岭南张氏飞针知识,为我种下日后学习、传承、钻研岭南飞针的慧根。

第二阶段:飞针治病,钻研创新

1988年大学毕业后,我来到广州市越秀区中医院从事中医医疗工作。1994年,因单位岗位调动,我开始了针灸康复科门诊的工作。基层医院患者众多、病种丰富、病情复杂,我以所学的飞针技术对求医患者进行诊治,每次诊治病房及门诊患者近百人次。同年我被派至北京市中医院进修,跟师牛永杰老师,学习3月余,掌握了牛老师自成一派的牛氏头皮针技术，这对我日后发展和创新岭南头皮针产生了极大的启发。1995年我于广东省中医院进修学习，跟师刘炳全教授，刘老师的背部足太阳膀胱经针法是我发展和创新岭南背针的启发点。两位老师的教学为我日后传承和创新飞针技术提供了技术上的经验支持。2005—2008年，我作为广州市首批中医临床优秀人才，正式师从岭南张氏飞针代表性人物张家维教授。张教授为培育飞针技术尽心尽责，使我受益良多。经过日思夜习，不断钻研与创新，逐步发展为带有我个人特色的飞针技术——"秦氏飞针"，并形成了整体观的治病思路。我生于岭南，长于岭南，在传统针灸的基础上，为深入诊治地域疾病，我以岭南气候、饮食习惯、体质、疾病症候特点等岭南特色为本，以中医整体观和辨证论治为纲，辨证选用特定治疗要穴，配合相应飞针手法治疗疾病，创新性地为岭南人民带来了一种手法更轻、进针更快、痛感更小、疗效更好的中医特色治疗方法，后该疗法被正式命名为"岭南飞针疗法"。与传统针灸疗法相比，岭南飞针疗法具有"轻、快、灵"的特点，在岭南地区发挥出显著疗效。

第三阶段：岭南飞针，传承发展

2007年，我被调入广东省第二中医院针灸康复科，在省级三甲医院这个广阔的平台上更深入地钻研岭南飞针技术。在岭南飞针团队的努力及支持下，我突破了以往飞针仅进针手法快速、单一的技术，总结归纳出"理、法、方、术"等岭南飞针理论，在多年的飞针研究、传承、创新下，初步完善了岭南飞针技术体系。该体系包括整体论、三大飞针术［分别为安神醒脑头皮针（后被改名为"岭南头皮针"）、调气扶阳腹针（后被改名为"岭南腹针"）、太阳夹督围刺针（后被改名为"岭南背针"）］、三大手法等，在"三瘫症（小儿脑瘫、中风偏瘫、面瘫）"治疗方面，疗效显著。2018年，"岭南飞针疗法"被列入广州市越秀区第六批非物质文化遗产后，"秦氏飞针"被正式改名为"岭南飞针"。在团队的不懈努力下，2019年，"岭南飞针疗法"被列入广州市第七批非物质文化遗产，我被选定为广州市第七批非物质文化遗产法定传承人。2022年，"岭南飞针疗法"被列入广东省第八批非物质文化遗产，为更进一步发扬岭南飞针，我带领团队发表岭南飞针相关论文30余篇，出版论著2部，主持省、市级课题多项，让更多的学者认识、学习岭南飞针技术。

第四阶段：非遗技术，造福世界

临床上，岭南飞针技术不仅对颈肩腰腿痛、膝关节炎等常见病疗效显著，对西医认为棘手的小儿脑瘫、中风偏瘫、面瘫、焦虑症、抑郁症、顽固性失眠等疑难杂症同样有明显的疗效。目前，岭南飞针团队建立并完善了一套岭南飞针诊疗体系，目的是让更多的岭南飞针学习者能够快速、深入地认识和掌握岭南飞针疗法。

岭南飞针团队现有博士研究生、硕士研究生及医生共30余人。为扩大岭南飞针疗法的传播和影响力，我于2020年9月牵头成立广东省临床医学会岭南飞针专业委员会，近年来我率领专业委员会成员前往广东省深圳市罗湖区中医院、佛山市顺德勒流医院、江门市恩平中医院等多家基层医院建立传承基地，定期开展教学培训、临床查房指导和义诊等活动，致力将岭南飞针等中医文化传播到大众中去，让"非遗"进高校、进小学、进社区。作为院内技术指导专家，通过研究生人才培养及"师带徒"的传承方式培养了多位省内外进修人员；作为中医药文化推广学者，我被公派至美国、俄罗斯、澳大利亚推广中医药文化，多次到新加坡、马来西亚、加拿大、智利等多个国家进行国际交流与教学。

岭南飞针疗法讲究整体论治，力求系统性诊治疾病，做到治病求本，扶正祛邪，其潜力无限。为传承、保护岭南飞针疗法，我们在未来将进一步整理和完善岭南飞针疗法档案，通过"师带徒"、带研究生等方式，培养更多熟练掌握和运用岭南飞针的传承人；通过科研及撰写学术论文，对岭南飞针疗法进行更深入的研究、总结及改进，拓展疑难杂症的治疗病种，提高临床疗效；通过媒体宣传及技术培训，扩大岭南飞

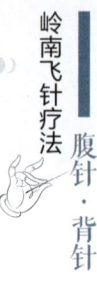

针疗法的影响力,让其造福更多的患者及家庭。

最后,感谢岭南飞针学习路上的所有启蒙老师,尤其是导师张家维教授,感谢他对我的谆谆教导。同时,也感谢所有岭南飞针团队成员的倾心奉献。相信在我们团队的共同努力下,一定能将岭南飞针发扬光大,造福社会!

秦敏

2024年3月

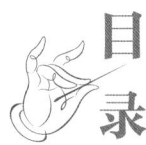

第一章 概述

第一节 腹针概述 ·002
 一、腹针的起源 ·002
 二、腹针的原理 ·002
 三、腹针的特点 ·004
 四、腹针的主要流派 ·005

第二节 背针概述 ·010
 一、背针的起源 ·010
 二、背针的原理 ·011
 三、背针的特点 ·012
 四、背针的经典针法 ·013

第三节 岭南腹针、背针概述 ·018
 一、岭南腹针、背针的形成与发展 ·018
 二、岭南腹针、背针的理论体系 ·022

第四节 岭南腹针、背针与传统腹针、背针的比较 ·045
 一、岭南腹针与传统腹针的比较 ·045
 二、岭南背针与传统背针的比较 ·046

第二章 腹部解剖与经络分布

第一节 前腹壁表面解剖 ·050
 一、腹部表面分区 ·050

　　　　二、腹部的体表标志　·051

　　　　三、腹部重要脏器的体表投影　·052

　　第二节　前腹壁分层局部解剖　·053

　　　　一、皮肤　·053

　　　　二、浅筋膜、血管、淋巴管及皮神经　·053

　　　　三、肌层及肌层中的血管、神经　·054

　　　　四、腹横筋膜　·055

　　　　五、腹膜外脂肪　·055

　　　　六、腹膜壁层　·056

　　第三节　腹部经络与常用腧穴　·056

　　　　一、腹部经络　·056

　　　　二、腹部常用腧穴　·058

第三章　背部解剖与经络分布

　　第一节　背部体表解剖　·074

　　　　一、背部表面分区　·074

　　　　二、背部的体表标志　·074

　　　　三、背部重要脏器的体表投影　·075

　　第二节　背部分层局部解剖　·076

　　　　一、皮肤　·076

　　　　二、浅筋膜、深筋膜　·076

　　　　三、肌层　·077

　　　　四、深部血管、神经　·079

　　　　五、脊柱、椎管、椎间盘和韧带　·079

　　第三节　背部经络与常用腧穴　·080

　　　　一、背部经络　·080

　　　　二、背部常用腧穴　·083

第四章 岭南腹针、背针的临床应用

第一节　痛经　·104

第二节　黄褐斑　·110

第三节　注意缺陷多动障碍　·115

第四节　小儿脑瘫　·119

第五节　项痹（颈椎病）　·124

第六节　腰痛　·128

第七节　头痛　·133

第八节　眩晕　·137

第九节　痴呆　·141

第十节　颤证　·146

第十一节　痿病　·151

第十二节　面瘫　·157

第十三节　癫症　·162

第十四节　郁病　·165

第十五节　不寐　·168

第十六节　中风　·172

第十七节　腹痛　·177

第十八节　便秘　·182

第十九节　腹胀　·186

第二十节　纳呆　·190

第二十一节　呃逆　·194

第二十二节　肥胖　·198

第一章

概述

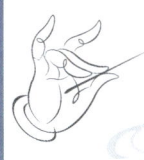

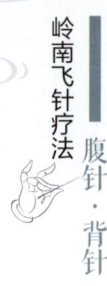

第一节 腹针概述

一、腹针的起源

针灸起源于石器时代，是远古人民在劳动生活中总结出来的一种使用石针治疗疾病的方法。2500年前，我国现存最早的医学巨著《黄帝内经》曰"脏寒生满病，其治宜灸"，便是指针灸术，其中详细描述了九针的形制、理论和技术，是现存最早的对"针灸"的系统化记录。随着时代发展，针灸逐渐成长为一门分支繁荣的学科，"腹针"便是其中不可忽视的一支。中国著名针灸学家薄智云教授经过20多年的研究，在中医针灸学中提炼出"腹针疗法"，通过针刺腹部穴位，治疗全身慢性病、疑难病。腹针理论认为，腹壁浅层有一个影响全身的经络系统，即神阙调控系统，全身任何部位都可以在腹部找到应答关系非常明确的穴位，只要刺激腹壁浅层相应的穴位，就可以治疗全身各部位的疾病。

腹针疗法是一种无痛、安全、高效的针灸方法，它其中一个特点是其针刺腹壁浅层，不存在传统针刺的酸、麻、胀、痛之感。

二、腹针的原理

（一）胚胎学假说

胚胎学认为，胚胎外脉原始神经发育后，胚胎内脉开始发育，内脉逐渐形成内脏主要器官。中医学提出的内脏生长顺序是肝生心、心生脾、脾生肺、肺生肾，即五行学说。

内脐带在胎儿体内形成一条营养供应路线，这条路线是胎儿的第一条经络线，也是人体的主穴道。人体的这个主穴道一共有12个穴位。这12个穴位的形成可能与人体组织、器官发育的先后顺序有关，每生长1个器官，主穴道就延伸一段，就形成1个穴位。神阙是主穴道的源头，内脐带到肝形成第2个穴位，内脐带由肝到心形成第3个穴位，由心到脾形成第4个穴位，由脾到肺形成第5个穴位，由肺到肾形成第6个穴位。5个脏器的原始组织发育后，内脐带上行到头部，供应脑原始组织的生长。

中医学认为"人始生，先成精""精者，身之本"，人体的产生，先从精始，由精而生成身形脏腑。脏腑阴阳气血平衡，人体才能正常生长发育。人出生之后依赖五脏六腑之精的充盈，以维持正常的生命活动，而人体重要的脏腑大多集中在腹部，通过刺激腹部相应的穴位，可以影响和调节胚胎发育过程中相关器官和组织的形成和功能。因此胚胎学假说为腹针疗法提供了理论支持。

（二）神阙布气假说

神阙布气假说是腹针疗法创建人薄智云教授提出的，其认为以神阙为核心的大腹部不仅有一个已知的与全身气血运行相关的系统（即后天经络），而且还有一个被人们所忽视的全身高级调控系统（即先天经络）。

脐位于大腹中央、身体正中，又名"神阙"，是血脉之蒂，为精、神、气、血往来之要，与冲任关系密切，并为人体上、下、左、右交会之中心，乃生气所系，内通五脏而关系于肾。神阙位于脐窝中央，脐窝是由新生儿时期脐带残端变干后，脐带与腹壁表皮相连处出现裂口，逐渐与腹壁脱离，遗留剖面愈合而成。脐带是人体禀受先天的最早形式，是胎儿从母体摄入营养物质的通道，母体的气血则是由脐带向胎儿全身提供的，并随着胎儿在母体内的逐渐发育，以脐为中心向全身输布气血的功能不断得到完善，最后形成一个完整的供养系统。因此，神阙具有向全身输布气血的功能，且在先天即已形成。胎儿出生后，随着环境的改变，神阙输布气血的功能被人们所忽略，但这一固有的输布气血系统

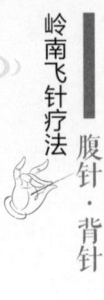

依然存在，对机体具有宏观调控的作用，并且是经络系统的母系统，是腹针疗法的物质基础。

（三）腹为第六脏（肠道菌群理论）

20世纪90年代，美国哥伦比亚大学解剖和细胞生物学系的Michael D. Gershon提出了"第二大脑"的概念，认为人的肠道神经系统构成"肠脑"。肠脑含有的神经细胞数量与大脑的神经细胞数量相等，并与大脑的细胞类型、感受器都极其相似。后来，有研究人员提出"脑-肠轴"的概念，认为肠脑和大脑之间可以相互影响，构成了密切联系的信息传递通路。人们进一步发现肠道微生物也密切影响脑-肠轴的运转，现在常用"脑-肠-微生物轴"来描述肠道微生物、肠道和大脑之间的双向通路。

肠道菌群包含居住在胃肠道中的大约100万亿微生物的集体基因组，我们肠道里细菌的基因库包含比人类基因组多出150倍的独特基因。肠道菌群并不是简单的细菌群落，很多科学家认为，肠道菌群甚至可以看作是人体内的另一个器官，即"腹为第六脏"。肠道菌群不仅调控肠道活动，还通过脑-肠轴参与调控脑发育、应激反应、焦虑、抑郁、认知功能等中枢神经系统活动，与人体健康息息相关。腹针疗法通过刺激腹部穴区，调动经络气血，调节肠道菌群，进而调控消化系统及中枢神经系统，治疗相关疾患。

三、腹针的特点

（一）临床特点

1. 处方标准化

腹针疗法对任何疾病都有一个相应的处方，这是其有别于传统针灸疗法的一个特点，这有利于腹针疗法的推广，为掌握腹针疗法及提高临床水平打下了良好的基础。

2. 操作规范化

腹针疗法有相应的临床操作规范，这规避了部分临床人员在操作过程中的不良习惯，统一了治疗时的穴位定位，保证了腹针疗法的临床疗效。

3. 辨证条理化

腹针疗法根据腹部经络的特点进行了规定，任何一种疾病的症状都可以在相应的穴位处得到调整，这使腹针疗法的辨证论治方法更直观、更有条理，方便了初学者的学习与掌握。

（二）辨证特点

腹针疗法强调"从调理脏腑入手"来治疗疾病，其理论认为"经络内属脏腑，外络四肢百骸"，即存在一个脏腑经脉系统。统一脏腑及经脉，这也是腹针里中医整体观念等理论指导临床的特点。

（三）处方特点

腹针处方是按照中医方剂学的规范建立的，在临床上经过了长期实践及反复验证，是中医辨证施治的一部分，是中医"理、法、方、穴"的具体应用。

腹针处方由主穴及辅穴两个部分组成。主穴（君、臣）是针对病因和主要症状进行脏腑辨证后选择的1~2个主要穴位，作为处方的主要组成部分，对相关脏腑进行调整，集中解决疾病内脏的主要矛盾。辅穴（佐、使）即辅助的穴位，具有协助主穴调整内脏，调理相关经脉，治疗一些次要的症状和引导气血直达病所的作用。

四、腹针的主要流派

（一）薄氏腹针

薄氏腹针疗法是北京中医药进修学院腹针培训中心薄智云教授经过20余年针灸临床实践总结的针灸方法，该疗法以神阙调控系统作为理论核心。

薄氏腹针疗法认为，神阙系统是形成于胚胎期的人体调控系统，是人体最早的调控系统和经络系统的母系统,具有向全身输布气血的功能与对机体进行宏观调控的作用。由于腹部解剖结构上的特点,在神阙系统形成的过程中逐渐分解为两个截然不同的调节系统。一个位于腹壁的浅层,对全身的功能起着调控作用,通常把它称为外周系统;另一个位于腹壁的深层,对内脏的功能起着调节作用,也称作八廓系统。这两个系统互为影响,对全身起着调控作用。

1. 外周系统

在腹针中调节外周的经络系统是形象酷似神龟的全息影像,中心部位是神阙,头顶部是中脘,尾部是关元,中心部向左右延伸的外端是大横;两上肢以滑肉门为起点(肩部),向外向上5分为上风湿点(肘部),平行向外1寸为上风外点(腕部);两下肢以外陵为起点(髋部),向外向下5分为下风湿点(膝部),大巨平行向外1寸为下风下点(踝部)(图1)。商曲为颈部,四满为骶尾部的始端。

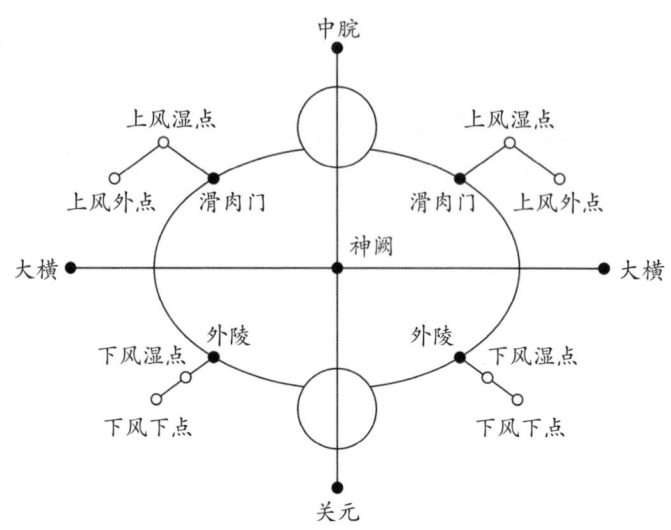

图1　以神阙为中心的神龟图

2. 八廓系统

腹针中调节内脏功能的系统是八廓系统。八廓系统以后天八卦为依据，据《灵枢·九宫八风》记载，八卦中离为火，四方所主南，与脏腑相应为心；坤为土，与中心土相应，四方所主西南，与脏腑相应为脾；兑与乾为金，兑四方所主西，与脏腑相应为肺，乾为西北，与脏腑相应为小肠；坎为水，四方所主北，与脏腑相应为肾；艮为山，与中心土相应，四方所主东北，与脏腑相应为大肠；震居东为木，巽亦为木，震四方所主东，与脏腑相应为肝；巽四方所主东南，与脏腑相应为胃。在长期的实践中，总结出腹针的八廓系统，其中中脘为火，为离，主心与小肠；关元为水，为坎，主肾与膀胱；左上风湿点为地，为坤，主脾与胃；左大横为泽，为兑，主下焦；左下风湿点为天，为乾，主肺与大肠；右上风湿点为风，为巽，主肝与中焦；右大横为雷，为震，主肝与胆；右下风湿点为山，为艮，主上焦（图2）。八廓中每一廓的穴位都对所主脏腑有特殊的治疗作用，并对内脏的平衡调节起着重要作用。

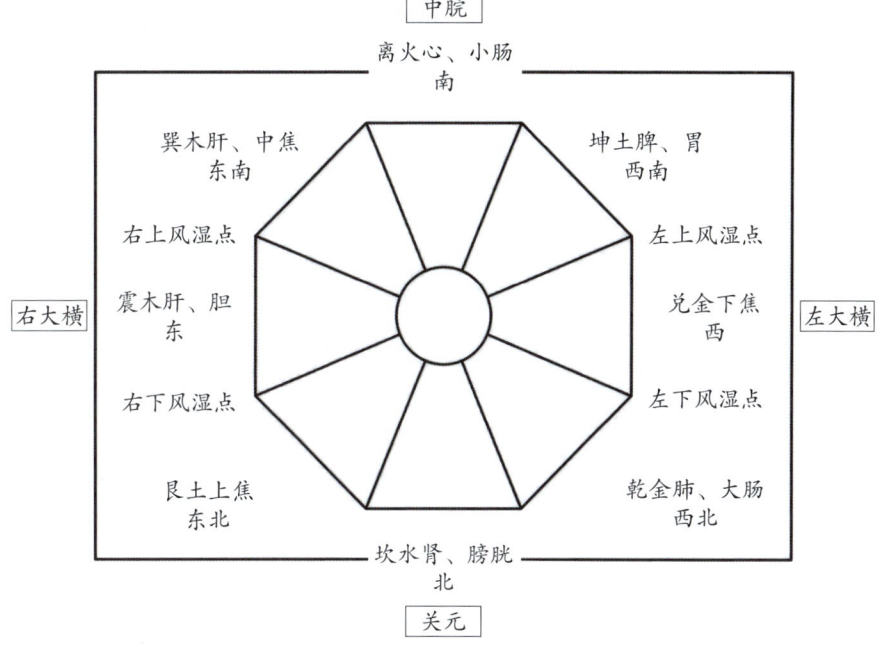

图2 腹针八廓系统

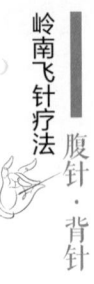

3. 薄氏腹针的作用与临床应用

薄氏腹针疗法的取穴采用循经取穴法、定位取穴法和八廓辨证取穴法3种取穴方法，腹部的穴位具备不同的空间层次，针刺时使用天、地、人"三部针刺法"，根据病情的轻重和病位的深浅，遵循"浅刺调筋骨，中刺调经脉，深刺调脏腑"的原则进行针刺，从而调节不同的外周或八廓系统。腹针疗法突出"治病必求于本"和"辨证施治"的特点，主要适用于内因引起的疾病或久病及里的疑难病、慢性病，如颈椎病、妇科病和肥胖等疾病。

（二）孙氏腹针

孙氏腹针疗法是由孙申田教授基于脑-肠轴学说及全息生物理论开创的，用于治疗人体运动、感觉及神志等方面的神经系统疾病。

孙申田教授将腹部看作大脑功能分区的体表投影，将头皮针理论运用到腹部，为临床治疗神经系统疾病提供了新的理论依据和实践准则。脑-肠轴学说认为，脑部的中枢神经系统与肠道的神经系统在生理及病理上都互为影响，而脑-肠肽即为脑部的神经系统与肠道神经系统相互联系的重要介质。脑-肠轴学说与美国Michael D.Gershon在1998年提出的腹部为人类的"第二大脑"学说有着相同的理论根源。腹部作为人体的第二大脑，与颅脑通过脑-肠轴相互传递信息。同时，中医经络学说指出腹部经络直接或间接与大脑相连。孙申田教授基于长期的临证实践及结合现代医学中的"脑-肠肽理论"和"腹脑学说"，同时参考中医学经络理论在腹部循行的基础上，首次提出一种全新的"以腹治脑"的腹部微针疗法。

1. 孙氏腹针的分区

孙申田教授经过多年临床经验总结，结合"腹脑学说"及全息生物理论，把人体腹部看作大脑皮层功能定位的投射区，将神阙与百会重合，取穴以腹部肚脐神阙为中心展开，创新性地将腹部划分为10个针刺区域。

腹一区位于剑突下0.5寸及其左右旁开各1寸的两个穴位，共3穴。在上腹部，剑突至肚脐平均分为4等份，腹二区位于第2等份的中间位置，距腹部前正中线旁开1.5寸，左右各1穴；腹三区位于剑突至肚脐的第3等份的中间位置，距腹部前正中线旁开1.5寸，左右各1穴；腹四区位于剑突至肚脐的第4等份的中间位置，距腹部前正中线旁开1.5寸，左右各1穴。在下腹部，肚脐至耻骨联合平均分为4等份，腹五区位于肚脐至耻骨联合的第1等份的中间位置，距腹部前正中线旁开1.5寸，左右各1穴；腹六区位于肚脐至耻骨联合的第2等份的中间位置，距腹部前正中线旁开1.5寸，左右各1穴；腹七区位于肚脐至耻骨联合的第3等份的中间位置，距腹部前正中线旁开1.5寸，左右各1穴；腹八区位于肚脐的上下左右各0.5寸，共4穴；腹九区位于脐中上0.5寸并旁开1寸，向下引2cm的直线，且平行于腹部前正中线；腹十区是从双侧髂前上棘引与脐水平线垂直且平行于腹部前正中线的直线（图3）。

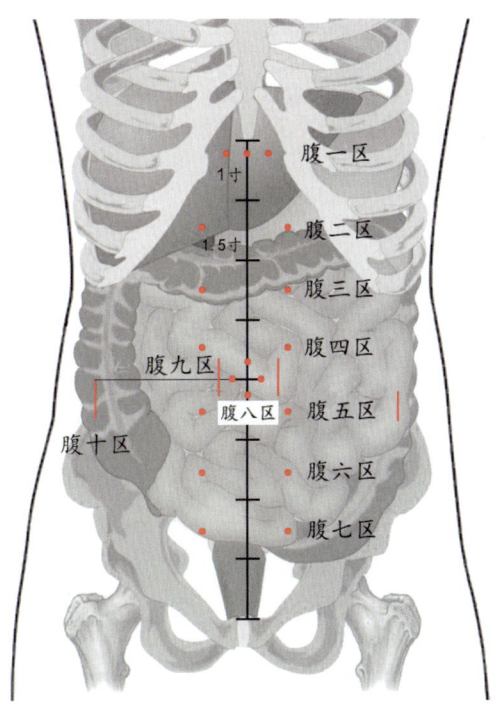

图3　孙氏腹针定位图

2. 孙氏腹针的作用及临床应用

孙申田教授认为，孙氏腹针疗法主要通过针刺腹部特定穴区，影响肠神经系统的功能来调节和治疗全身疾病。腹一区常用于治疗抑郁症、强迫症、焦虑症等精神障碍类疾病及睡眠障碍类疾病；腹二区常用于治疗原发性高血压、糖尿病及更年期综合征等；腹三区常用于治疗锥体外系病变所导致的各种疾病，如帕金森病、舞蹈症、抽动秽语综合征等；腹四区、腹五区分别常用于治疗各种原因导致的肢体运动功能障碍及感觉障碍；腹六区常用于治疗肢体失用症；腹七区常用于治疗视觉功能障碍、视野缺损及白内障等眼部疾病；腹八区取象于头部四神聪，常用于治疗不寐、小儿脑瘫及各种神经证；腹九区常用于治疗下肢痛、不宁腿综合征及泌尿生殖系统疾病；腹十区常用于治疗小脑损伤导致的共济失调。

第二节 背针概述

一、背针的起源

《素问·长刺节论》曰："迫脏刺背，背俞也。"意即背俞穴靠近内脏，人体内脏都贴近于背部，脏腑有病，即可以针刺治疗疾病。《黄帝内经》对于背俞穴的论述，奠定了运用背俞穴的理论基础。《素问·脉要精微论》言"头者，精明之府""背者，胸中之府""腰者，肾之府"，着重说明人体后背对整体五脏六腑的作用。《肘后备急方》中记载捏取人的脊骨皮，从龟尾至顶，深取痛引之可治疗腹痛，此法意在刺激脊柱督脉，振奋人体阳气，疏通气血以治病。在人体中，背属阳，为五脏六腑精气之所注、经络气血之总归，督脉、足太阳膀胱经、手太阳小肠经均从此间循行通过，且背部有脊柱骨支撑人体，脊柱上托头颅下连骨盆，内有脊髓及神经，为全身之要干。通过针刺背部的经络、腧穴，可以治疗局部或全身、五脏六腑或皮肉筋骨的疾病，背针疗法的理论研究及实践探讨由此而来。

背针疗法的治疗范围广泛，主要包括后头部、颈项部、胸部、腰部及骶尾部腧穴的针刺应用，其中尤以夹脊穴、背俞穴的应用最为广泛，涉及胸腹腔脏器、颅内等全身多部位疾病。

二、背针的原理

（一）"阳脉之海"与经络理论

根据中医学最基础的理论——阴阳，"背为阳，腹为阴"，督脉行于人身背面正中，受诸阳经拱卫，为"阳中之阳"，通行人身阳气，称为"阳脉之海"。背针的治疗避不开人身正中之督脉，针刺督脉可以起到温养周身阳气，提高全身气血活动能力，增强抗邪能力的作用。

在背部循行经过的经络主要有：

（1）足太阳膀胱经："膀胱足太阳之脉……其直者，从巅入络脑，还出别下项，循肩髆内，挟脊抵腰中，入循膂，络肾属膀胱；其支者，从腰中下挟脊贯臀，入腘中；其支者，从髆内左右，别下贯胛，挟脊内。"足太阳膀胱经为人体周身循行路线最长的一条经脉，经过头部、颈项部、胸部、腰部、骶尾部，还与下肢有密切联系，通过针刺督脉及足太阳膀胱经穴位，可以治疗五脏六腑乃至全身的疾病。

（2）手太阳小肠经："出肩解，绕肩胛，交肩上"，其循行路线经过肩背区域。在背针治疗中，针刺手太阳小肠经的穴位，可以直接缓解肩背部不适。同时由于手太阳小肠经与手少阴心经互为表里，两者紧密相关，共同影响着心脏的生理功能，因此针刺手太阳小肠经的穴位，还能调和心脏气血，促进心脏气血循环，从而辅助治疗心脏相关疾病。

（3）督脉："总督诸阳"，与全身的阳经相交会，且督脉入络脑，"脑为元神之府"。针刺督脉，不仅可以激发、增强阳气，提高机体抗邪能力，还能通过其独特的循行路径，影响脑部的气血供应，调和元神，促进智慧与记忆力的提升。同时，由于督脉贯穿脊柱，与脊柱及周围组织的生理病理密切相关，因此针刺督脉还可以治疗脊柱相关疾病。足太阳膀胱经的广泛治疗作用和督脉的阳气统摄功能，两者相辅相成，共同构成了背针疗法的重要基础。

（二）神经生理学理论

现代研究证明，神经-内分泌-免疫网络调节途径是针刺疗效信号传递、产生作用的中心环节。免疫与神经、体液和内分泌系统间通过共享信息或语言，形成相互联系、相互作用的网络系统，以此调控生命活动。脊神经具有节段性分布的特点，通过前根和后根与脊柱相连，散布于人体的躯干和四肢，共31对。在背部脊神经分布区域，交感神经纤维交通支与脊神经联系并随脊神经分布于周围脏器，针刺相应的脊神经所在穴位区域可引起针感反应，并通过神经体液调节作用影响交感神经末梢释放化学介质，使相应的病变脏器、关节、肌肉、韧带等组织结构及神经、血管等组织产生良性反应，调整并改善机体内、外环境，使之趋于平衡。其中，对于针刺夹脊穴对脊神经及交感神经影响脏腑功能目前的研究较多，如针刺胸部夹脊穴可以治疗心、肺疾病，同时针刺胸部及腰部夹脊穴可以治疗脾、胃、肝、胆疾病。

三、背针的特点

背针因其部位及经络循行的特殊性，在临床治疗中有以下特点。

1. 根据病变脏腑选穴

足太阳膀胱经上的穴位对应五脏六腑，当出现对应脏腑疾病时，选用与患病内脏及相关器官相对应的背部腧穴或阳性反应点进行治疗，首先选取疾病累及脏腑直接相应的足太阳膀胱经第1和第2侧线的腧穴，亦可选用相应的夹脊穴。如脾胃系统疾病可取脾俞、胃俞，水液代谢类疾病可选肾俞，心悸、胆怯等可选心俞、胆俞、阳纲等。

2. 根据病变所在经络选穴

根据经络辨证，督脉为"阳气之海"，如出现机体阳气虚衰、脏腑功能不足的情况，可选取督脉及相应夹脊穴；三焦负责通调水道，膀胱气化，如果出现水液潴留如水肿等，可选择足太阳膀胱经的腧穴。

3. 根据五行生克制化理论选穴

当某一个脏腑患病时，根据五行乘侮规律，出现相克、相侮、相乘、子病及母、母病及子等关系时，选定相应的背俞穴进行配伍，通过五行制化调整脏腑的病理状态。

4. 根据脊髓节段分布选穴

当代都市人生活节奏快，工作强度大，缺乏运动，姿势不良，容易出现头晕、落枕、颈椎病、腰椎间盘突出症、腰扭伤等疾病，甚至因为外伤等导致脊髓损伤、截瘫。根据出现问题的脊髓节段，可选用对应的夹脊穴进行治疗。

5. 根据阿是穴取穴

阿是穴常可反映相应脏腑病变，理论和实践研究均证明根据阿是穴选穴治疗疾病往往可以获得显著疗效。如急性胃痛常在右侧脾俞、胃俞出现疼痛敏感，针刺这两个穴位可以迅速缓解胃部的疼痛不适。

四、背针的经典针法

（一）王乐亭督脉十三针法

督脉十三针是已故著名针灸大师王乐亭的经验处方，他以"金针"起家，通读经典，精于临床，学风正直，他提出的"手足十二针""五脏俞加膈俞""督脉十三针""老十针"等针灸处方形成于20世纪60年代，在当代针灸处方学发展中占有重要的学术地位，目前仍被广泛应用，极具研究价值。

对于中风的治疗，他首先重视经气的通顺，认为经气舒畅则血脉得以流通，血脉流通则筋肉得养，关节滑利，进而提出中风十三治法，即牵正刺法、牵正透法、手足十二针法、纠偏法、十二透刺法、开闭醒神

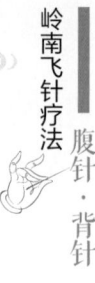

法、回阳固脱法、督脉十三针法、治背俞法、老十针法、治任脉法、治六腑俞法、刺募法。中风十三治法中，督脉十三针法是王老运用经络辨证和使用奇经治疗疾病的典范。

1. 组方

百会、风府、大椎、陶道、身柱、神道、至阳、筋缩、脊中、悬枢、命门、腰阳关、长强。

2. 功能

疏通督脉，调和阴阳，补脑益髓，镇惊安神。

3. 适应证

（1）脑和脊髓病变或损伤引起的各种瘫痪（脑瘫、偏瘫、截瘫、痿病）。

（2）神经症、抑郁症、更年期综合征。

（3）癫痫和各种惊风所致角弓反张。

（4）脊柱强痛，背部酸痛，风寒湿痹。

4. 注解

（1）督脉为奇经八脉之一，督者"都"也，总督一身之阳，是手、足三阳七脉之会；督脉为"阳脉之海"，具有调节和振奋人体阳气的作用。督脉行于脊里，自下而上行。在督脉疏通、调节的过程，同时可以使相应的脑和脊髓起到有效的功能调节与振奋作用。

（2）督脉上行风府，入于脑；肾主骨生髓，脑为髓海，补督脉则能补脑益髓。脑主神明，为精神、意识、思维、聪明之府。神志病即因五神（心神、肝魂、肺魄、脾意、肾志）与五志（喜、怒、思、悲、恐）相互交杂，影响和谐，发生脑的控制紊乱而产生的忧郁等神经系统疾病，故补督脉可以起到安神定志的作用。

（3）督脉为"阳脉之海"，金代张洁古称督脉为"阳脉之都纲"。当督脉经气盛，阳盛则热，热盛伤津，痰热生火，热急生风，风火相煽，甚则热入心包时，可见神昏惊厥。泻督脉则能抑阳清热，平肝泻火，醒脑开窍，故擅治惊风、癫痫等阳闭疾病。

（4）督脉十三针的选穴。头部两穴，取诸阳之会的百会和醒脑开窍的风府。背部从大椎开始共10穴：大椎、陶道宣通阳气，补阳通络；身柱、神道镇惊健脑通脉；至阳、筋缩、脊中安神志，强腰脊；悬枢、命门、腰阳关健脾补肾，为元气之根、命门之火。最重要的是长强，为督脉第1个穴位，是督脉之根基，王老把它比作"大梁之底座"，并有"啊声取长强"之说。同时，针刺督脉所用的不同补泻手法，其临床作用也有区别。

5. 配方剖析

督脉十三针腧穴见图4。

百会：清脑息风，升阳益气。

风府：疏风散邪，通脑定眩。

大椎：通阳理气，清心宁神。

陶道：镇静安神，疏通督脉。

身柱：清心宁神，缓痉息风。

神道：镇痉息风，安神止痛。

至阳：宣肺止咳，清利湿热。

筋缩：强腰健脾，止痉安神。

脊中：益肾强脊，镇静固脱。

悬枢：补肾强腰，健脾和胃。

命门：培元补肾，固精止带。

腰阳关：调血室，固精关，强腰膝。

长强：镇痉固脱，强脑益督。

总则：通督健脑，镇痉安神。

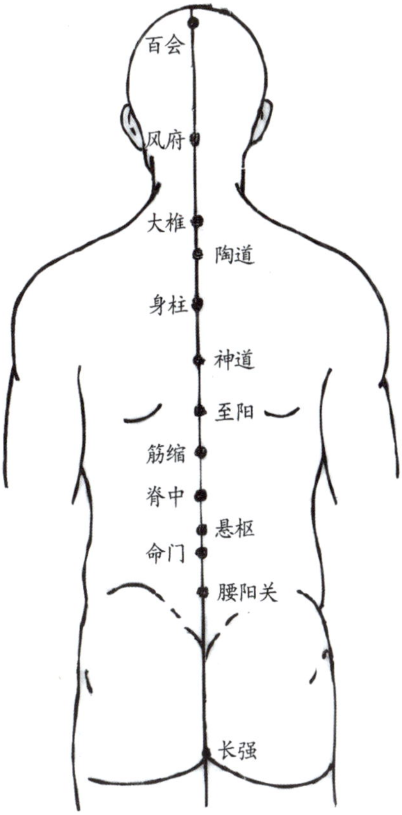

图4 督脉十三针腧穴

（二）华佗夹脊盘龙针法

盘龙针法是一种针对背部腧穴的特殊针法，具有从上至下、沿脊柱两侧、左右交替取穴的特点，针刺时犹如一条长龙盘踞于背部，故名"盘龙"。《康熙字典》中记载"盘"通"蟠"，故盘龙针法又名"蟠

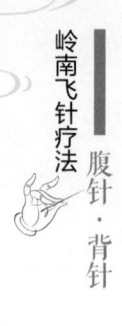

龙针法""盘龙刺""蟠龙刺"。目前,已有不少医家应用盘龙针法治疗各种临床疾病,疗效肯定。

1. 特点

1)夹脊取穴

从中医学角度看,"经脉所过,主治所及",夹脊穴位于督脉、足太阳膀胱经之间,针刺夹脊穴能对督脉、足太阳膀胱经产生刺激,起到疏通经脉气血、调节阴阳、鼓动阳气等作用,可以治疗经脉气血不通、阴阳失调、阳气不足等病因引起的局部或全身疾病。从现代医学角度看,夹脊穴与脊髓、脊神经相邻。研究表明,针刺可能通过促进中枢神经干细胞分化,增加神经元细胞数量,增强神经突触可塑性,促进神经功能修复。此外,脊神经与交感神经关系密切,自主神经又是交感神经的重要组成部分,因此,针刺夹脊穴可通过影响自主神经来调节内脏功能,治疗因自主神经紊乱引起的诸多病证。

2)针法独特

盘龙针法的针刺特点为"从上至下,沿脊柱两侧,左右交替取穴"。一方面,盘龙针法刚好沿足太阳膀胱经循行方向进行针刺,可最大程度疏通壅滞的经气,起到通经活络的作用;另一方面,盘龙针法围绕脊柱进行针刺,可对脊柱神经、肌肉等组织结构起到较大程度、较大范围的刺激作用,特别是对于脊柱相关疾患有着较好的疗效,但目前尚缺乏关于盘龙针法作用机制的证据。

2. 操作方法

在具体操作方法方面,盘龙针法目前尚无国家统一标准,各医家基本遵循"从上到下,左右交替取穴"的针刺取穴原则,但在选穴、用针长度、进针方向、手法补泻、留针时间等操作上多有发挥。

1)选穴

夹脊穴和背俞穴均可运用盘龙针法针刺,其中以夹脊穴应用较多。究其原因,夹脊穴与脊髓、神经关系密切,在夹脊穴施行盘龙针法可治疗运动神经系统疾患,如强直性脊柱炎等;背俞穴与脏腑关系密切,在背俞穴施行盘龙针法可治疗自主神经系统疾病，如焦虑症、失眠等。

2）用针长度

盘龙针法使用的毫针长度为15～40mm，目前尚无统一规定，多由临床医家根据实际情况选择。

3）进针方向

盘龙针法的进针方向亦无统一标准，多向脊柱方向斜刺或直刺进针。临床采用斜向脊柱方向进针，多与病位方向有关，同时兼顾针刺安全性。

4）补泻方法

盘龙针法主要依据疾病虚实选择补泻方法，虚证用补法，实证用泻法，虚实错杂或未见明显虚实征象则选用平补平泻法。

5）留针时间

盘龙针法可不留针，或留针20～40分钟。盘龙针法不留针多用于疏通经脉、引经导气，配合躯体其他部位留针，可治疗一些较为顽固、陈旧的慢性疾患；留针20～40分钟用于常规盘龙针法的治疗。张虹教授常采用"扶阳通督法"治疗痿病，在常规选穴针刺基础上，常采取华佗夹脊穴盘龙刺以扶阳通督，提倡得气后轻微捻转，拇指向前用力重，向后用力轻，快速出针不留针。

3. 适应证

1）神经系统疾病

盘龙针法针刺夹脊穴可以治疗累及中枢和周围神经系统的多种疾病，既可用于治疗运动神经系统疾病，如强直性脊柱炎、中风后遗症等，也可以用于治疗自主神经功能紊乱相关疾病，如失眠、焦虑症、抑郁症等。

2）循环系统疾病

针刺夹脊穴可刺激脊神经，降低交感神经兴奋性，发挥调整心率、控制血压等治疗作用。

3）妇科疾病

研究表明，针刺腰部夹脊穴可刺激相应部位的神经根，调整神经根

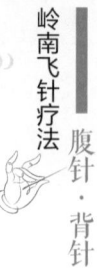

所支配的女性泌尿生殖系统功能,从而达到疏通气血、调节内分泌紊乱的目的。

4)骨科疾病

有学者指出,针刺夹脊穴对于颈椎病的治疗作用主要体现在缓解血管痉挛、调节神经、纠正椎体间的解剖位置等方面。

5)皮肤科疾病

盘龙针法在皮肤科主要用于治疗带状疱疹后遗神经痛。相关研究表明,针刺受侵神经节段对应的夹脊穴可引发神经-内分泌-免疫网络应答,从而调节局部组织的病理状态,起到止痛作用。

第三节 岭南腹针、背针概述

一、岭南腹针、背针的形成与发展

岭南古为百越之地,基于对岭南地区气候及人群体质和疾病谱的探索,在一代代岭南名医的努力下,形成了独具特色的岭南医学。其中有注重对脾胃病和湿热证的研究。例如,国医大师邓铁涛教授在对岭南湿性气候及当地民众的脾虚痰湿型体质的深刻认识上,结合先贤的理论基础,逐渐形成自己的岭南脾胃观——以脾统四脏及内因脾胃为主论,以"五脏相关,脾胃为中心""调理脾胃以安五脏,治五脏可以调理脾胃"为学术核心思想;岭南名中医何炎燊教授注重扶持脾胃,顾护后天,融汇李东垣、叶天士各家的脾胃学说,总结出"补脾阳不忘利湿""补脾阴注意平肝""养胃阴须佐降泄"等临床经验,创立了肝、脾、胃并重的脾胃学术思想;岭南名中医邱健行教授在多年临床中总结出"治胃必健脾,健脾必和胃"的经验,提出独到理论"岭南胃热致病论"，倡导疏肝清胃，诊法上创立"验喉十法"，提出验咽知肠胃，舌比脉明，咽比舌早的临床宝贵经验。对于疑难杂症，邱教授善用"培中升清法"，这种治疗方法疗效显著。还有诸多岭南医家都在坚持守正创新，不断发展和推广岭南医学。

  岭南针灸学源于中原医学，魏晋战乱时期，中原人士南迁，将之带入岭南，并逐步与岭南文化融合发展。至宋元时期，积累了大量临床经验，奠定了理论基础。岭南针灸在明清时期迅速发展，有不少针灸专著出版，如叶广祚的《采艾编》、叶茶山的《采艾编翼》、何梦瑶的《针灸吹云集》等，同时，针灸治病理论及治疗方法均有创新，并已基本形成了擅于运用灸法治疗岭南多发病、特发病等特色。民国时期岭南针灸学继续发展，不少医家受西医理论的影响，开始走中西医结合的道路。曾天治著有《科学针灸治疗学》一书，该书第一次提出针灸的科学研究问题。在新中国成立后，随即涌现出一大批著名的岭南针灸医家，如有崇尚古典针灸心法和手法的靳瑞教授，其在临证上强调治神得气、辨证补泻，并融合现代医学研究成果创立靳三针体系；又有以阴阳为主导，强调脏腑、经络理论对针灸临床诊治指导作用的陈全新教授，其崇尚华佗"针灸不过数处"及运针"针游于巷"的治法，善用导气补泻手法，倡导无痛进针而独创"陈氏飞针"；还有司徒铃、黄建业、黄鼎坚等诸多岭南针灸名家，形成了不同的学术特色。而随着岭南针灸各种特色理论和疗法的发展，岭南腹针、背针也应运而生。

  笔者结合20多年的临床研究，在针灸治疗中不仅体现整体观念和辨证论治两个中医的基本特点，而且结合机体以五脏六腑为中心，经络系统"内属于脏腑，外络于肢节"的特点，提出了针灸整体治疗论。它包括"理、法、方、术"4个方面："理"即以祖国医学经络理论为基础理论；"法"即以调理任督二脉为基本方法；"方"即以岭南头皮针（又称安神醒脑头皮针）、腹针（又称调气扶阳腹针）、背针（又称太阳夹督围刺针）为基本处方；"术"即以岭南飞针术为基本操作手法。

  腹针治疗是一种在继承传统针灸疗法的基础上，通过刺激腹部特定穴位疏通先天、后天之气以达到治疗疾病的新方法。腹针在以下7个针灸学术重要的领域里都有创新和发展：

（1）腹针穴位的精确尺度测量和计算机定位。

（2）腹针穴位的创新和广泛的临床应用。

（3）建立腹部经络的先天性和提出神阙气体分布的假说。

（4）发现和整理腹部三维全息神龟图。

（5）强调无痛化进针得气及其对人性化治疗的积极意义。

（6）通过针刺腹部局部腧穴达到调理全身脏腑、经脉的作用。

（7）开启腹针针刺操作过程标准化、规范化的模式，腹针的机理在于通任督，调气血，和阴阳。

薄智云教授认为腹针疗法是以中医理论为基础，神阙调控系统为核心的理论体系。他从"神阙论"受到启发，认为人体经络系统的原始系统是神阙系统，该系统可能是形成于人体胚胎时的最早调节系统，对人身整体具有调控的作用。从中医理论剖析，人体的脏腑和经络在胎儿期已初具雏形。针刺腹部穴位能起到很好的调理气血、平衡阴阳的作用。

孙申田教授结合"腹脑学说"和"脑-肠肽理论"，提出一种全新的"以腹治脑"的腹部微针疗法。除大脑外，人体的各个组织、器官亦受腹部的调节控制。腹针治疗作为一种刺激信号，通过刺激肠神经系统的神经元，促进相应神经肽的释放和分泌，调节大脑相应区域，使大脑的功能改善，达到治愈疾病的目的。

受薄智云教授腹针的启发，笔者对薄氏腹针进行改良，自创了以针刺腹部穴区为主的调气扶阳腹针，并结合岭南飞针疗法"飞行旋转式"手法，即形成如今的岭南腹针。受中医阴阳理论的启发，腹部与背部，一阴一阳，阴阳之气交感互藏、动态平衡，衍生出岭南背针。

"五脏调和"乃治病之根本，治疗疾病应以调理脏腑阴阳平衡为本。根据"从阴引阳，从阳引阴"的原理，笔者认为"阴脉之海"——任脉循行于腹部正中，腹属阴，"阳脉之海"——督脉循行于背部正中，背属阳，任督二脉同起于胞宫，两者因胞宫相连，通过针刺腹部穴位，既可刺激自身"阴脉之海"，又可协同激发阳气生长，针刺背部穴位，直接刺激"阳脉之海"，间接活跃任脉，可以滋养阴液濡养，从而达到整体治疗效果。并且腹部和背部浅层神经、淋巴管、血管丰富，浅刺可激发脏腑经气活动，向前激发阴脉，向后连通阳脉，从而达到从阴引阳、从阳引阴的整体疗效。

中医认为，心肺位于胸膈之上，但受脾胃的濡养，其别络小肠、大肠均位于腹中，其他脏腑俱在腹中。因此，各个脏腑与腹部有着紧密联系。中医经络理论指出，五脏六腑各有一个相应的募穴及背俞穴。募穴是脏腑之气结聚于胸腹部的穴位，其部位与相对应的脏腑离得较近，所以脏腑的邪气多在募穴上有体现。背俞穴是脏腑之气输注于背部的穴位。《难经·六十七难》言："阴病行阳……俞在阳。"滑伯仁《难经本义》说道："阴阳经络，气相交贯，脏腑腹背，气相通应。"指出脏腑与募穴、背俞穴相通，脏腑有病则会表现在对应的募穴、背俞穴上。脏腑募穴大多集中于腹部，背俞穴集中在背部，通过针刺募穴、背俞穴，不仅可以治疗与其相对应的脏腑病证，还可以治疗与五脏相关的五官九窍、皮肉筋骨等病证。

辅以岭南飞针手法，迅速浅刺进针，减轻患者的疼痛及对针刺的恐惧感，还可调气运气，加快气血的运行，依据经脉的多层次理论，归纳出针刺深浅与疾病的有关规律，临床疗效确切，不再以传统"得气"为主要依据。彭印高教授认为，针刺深度以刚好深入皮肤肌层为宜，形体肥胖者可适当增加针刺深度，即可取得良好疗效。岭南腹针针刺时辨证选区治疗，结合岭南飞针疗法"飞行旋转式"（"一旋，二翻，三点头"）手法进针，进针速度快，患者疼痛不明显。进针后以穴位周围皮肤出现红晕，患者自觉局部皮肤温暖，为得气表现。该法进针较浅，留针后不行针，患者一般没有明显的针感，在不知不觉中调动人体气机，取得良好疗效。这种无痛进针法，被广大患者所接受和认可。

二、岭南腹针、背针的理论体系

（一）岭南腹针、背针之理

1. 整体观念

中医整体观念认为，人体每个脏腑均有各自的生理功能，而这些不同的功能又都是人体整体活动的组成部分，这就决定了人体内部的统一性。

岭南飞针是岭南地区飞针流派的一大家，其认为整体观念是中医疗效的基本保证，更是提高针灸疗效强有力的指导思想。在临床治疗疾病时，紧扣整体观念是岭南飞针治疗的精髓，对每一位前来就诊的患者，在针灸治疗前都必须通过针灸医生的整体考察、辨证论治后方可实施针灸治疗手段。整体观念是一种认为人和外界环境之间是一个不可分割的整体，并且人体也是一个统一完整的有机整体的思想。主要包括两个方面：

1）人和外界环境的统一性

《灵枢·邪客》中所提及的"人与天地相应也"及《灵枢·岁露》中"人与天地相参也，与日月相应也"，都表明了人与自然界是一个统一的整体。中医学根据这种"天人相应"的观点，认为天有三阴、三阳、六气的变化和木、火、土、金、水五运的变化，人体亦有三阴、三阳、六经之气和五脏之气的运动，而且自然界中阴阳五行的运动变化，与人体五脏六腑的功能活动是相互呼应的。人不仅处于自然环境中，更多的是生活在需要人与人交流的社会环境中，《灵枢·外揣》中"夫九针者，小之则无内，大之则无外……余知其合于天道人事四时之变也"就体现了人和社会环境也是一个统一的、整体的观点。

2）人体本身的整体性

人体是一个由脏腑、经络、四肢百骸组成的有机整体，构成人体的各个组成部分结构上不可分割，功能上相互协调，病理上也相互影响。机体整体统一性的形成，是以五脏为中心，配以六腑，通过经络系统"内属于脏腑，外络于肢节"的作用而实现。人体以五脏为中心，通过经络系统，把六腑、五体、五官、九窍、四肢百骸等全身组织、器官联系成有机的整体，并通过精、气、血、津液的作用，来完成机体统一的机能活动。

中医学正是通过这种整体观念研究人体的生理病理变化及疾病的诊断和治疗，全面指导针灸等各科临床实践。

笔者根据《素问·阴阳应象大论》中"善用针者，从阴引阳，从阳引阴，以右治左，以左治右"及《灵枢·终始》中"病在上者下取之，病在下者高取之"的整体理论来确立针灸思想。认为针灸不是简单的头痛针头，脚痛针脚，而要在整体观念指导下确定针灸整体治疗的原则。认为人之所以生病，主要原因是经络阻滞，气血不通。针灸治病正如治水患用锹铲疏浚河道，治疾病则可用毫针疏通经络、调和气血。

2. 三焦理论

三焦，为六腑之一，是上、中、下三焦的合称。关于"焦"字的含义，历代医家认识不一。有认为"焦"当作"膲"者，膲为体内脏器，是有形之物；有认为"焦"字从火，为无形之气，能腐熟水谷；有认为"焦"字当作"樵"字，樵，槌也，节也，谓人体上、中、下3个节段或3个区域。如《灵枢·营卫生会》说"上焦出于胃上口，并咽以上贯膈而布胸中""中焦亦并胃中，出上焦之后""下焦者，别回肠，注于膀胱而渗入焉"。原文大体指出了膈上为上焦，胃部为中焦，胃以下为下焦。《难经·三十一难》说"上焦者，在心下，下膈，在胃上口""中焦者，在胃中脘，不上不下""下焦者，在齐（脐）下，当膀胱上口"。以膈作为上、中两焦的分界处，以胃下口作为中、下两焦的分界处。对上、中、下三焦的部位划分已较明确：膈上胸中为上焦，膈下脐上腹部为中焦，脐下腹部为下焦。岭南腹针正是深入运用三焦理论，将胸腹部划分为上、中、下3个区域。"上焦如雾，中焦如沤，下焦如渎。"上焦为心肺所居，功能输布气血，以温养肌肤筋骨，通调腠理，若雾露之溉大地，所以说"上焦如雾"；中焦属脾胃，功能腐熟、消化、吸收、转输水谷精微，通过肺脉化生营血，这种功能如酿酒一样，故说"中焦如沤"；下焦有肾与膀胱的排尿作用和肠道排泄大便的作用，犹如沟渎一样，必须疏通流畅，故曰"下焦如渎"。在治疗疾病时，针对三焦区域的疾患，以畅通三焦为法，施以不同针法，从而达到治疗疾病的目的。

（二）岭南腹针、背针之法

1. 打通任督二脉

《奇经八脉考》云："任督二脉，人身之子午也，乃丹家阳火阴符，升降之道，坎水离火。"笔者经过多年研究发现，任督二脉在治疗病证方面疗效显著，若能精准把握任督二脉的选穴规律，打通任督二脉，诸疾可除之。岭南飞针疗法重要的理论依据之一"打通任督二脉"，是岭南飞针治疗病证的精髓之一。

其中，任脉为奇经八脉之一，最早记载见于《黄帝内经》，载有："二七而天癸至，任脉通，太冲脉盛，月事以时下，故有子。"《黄帝内经》也最早提出针刺任脉穴位治疗妇科病证。任脉主血，督脉主气，为人体经络主脉。任脉主管人一身之血，督脉主管人一身之气；任督二脉掌管阴阳、气血，决定人的生老病死。任督二脉上连于脑（神明之府），下贯十二经脉，阴升阳降，故任督二脉通，则八脉通，八脉通，则百脉通，进而能改善体质，强筋健骨，充养脑府、清窍，以达醒脑开窍之功。

《奇经八脉考》关于任脉的记载："上颐，循承浆，与手足阳明、督脉会。" 任脉起于胞中（中极之下），行身前，精、血、阴、津皆输注于内，而上通于脑，为"阴脉之海"，在承泣与督脉相交。《素问·骨空论》载："任脉者，起于中极之下，以上毛际，循腹里上关元，至咽喉，上颐循面入目。"

任脉巡行于人体前正中线，主妊娠，调阴经。其生理功能包括两个方面：

（1）统帅诸阴经：任脉与足三阴经交于关元和中极，与足太阴脾经交于下脘，与足厥阴肝经交于曲骨，与手太阴肺经交于列缺，与阴维脉交于天突和廉泉等，可以调节所有阴经的经气，被称为"阴脉之海"。

（2）主胞胎：任脉与女子经血来潮及妊娠和生殖功能密切相关。任脉通则女子经血如期而至，血液充足则可孕育、养胎。《太平圣惠方·卷一》云："夫任者妊也，此是人之生养之本。"形象表达了任脉促进妊娠的功能。《采艾编翼·任脉综要》载："自会阴至神阙，多治男气女血。"针刺任脉的穴位，可治疗男女气血失调。

《素问·骨空论》载："督脉者，起于少腹以下骨中央。"《针灸甲乙经》云："督脉者……上巅，循额，至鼻柱。"《奇经八脉考》载："督乃阳脉之海……其脉起于肾下胞中……会于长强穴。在骶骨端与少阴会，并脊里上行……经素髎……入龈交。"督脉起于小腹内，下出于会阴，向后行于脊柱的内部，上达后项风府进入脑内，联络于脑，再回出上行至头顶，循前额正中线至鼻柱下方，止于口腔上颚的龈交。《难经·二十八难》云："督脉者，起于下极之俞，并于脊里，上至风府，入属于脑。"督脉主干循行于背部正中，手、足三阳经均与之交会（多集中于大椎），为阳脉之总纲；经脊里而属于脑，直接影响脑与脊髓的生理功能。"脑为髓海""头为诸阳之会""背为阳"，督脉贯穿脊背上至巅顶的循行特点决定了它对全身阳气具有统率、督领的作用。

督脉巡行于人体后正中线，总督全身阳经气血。其生理功能包括两个方面：

（1）总督诸阳经：调节阳经经气。督脉与全身阳经都有联系，与手、足三阳经相交于大椎，与足太阳膀胱经交于脑户和百会，与阳维脉相交于哑门和风府。因其可总督和调节全身阳经，又被称为"阳脉之海"。

（2）调节肾功能和脑髓：肾为先天之本，督脉络肾，因此督脉经穴亦可用于治疗肾虚所致各病。督脉巡行脊里，入络脑，与脑髓密切相关，可治疗厥证和脊背强急等。

滑伯仁曰："任与督，一源而二歧，督则由会阴而行背，任则由会阴而行腹。夫人身之有任督，犹天地之有子午也；人身之任督以腹背言，天地之子午以南北言，可以分，可以合者也；分之于以见阴阳之不杂，合之于以见浑伦之无间，一而二，二而一者也。"任督二脉就像一条绳索环绕人的身体一圈，在针灸治疗疾病过程中，任督二脉发挥重要作用。督脉可统摄一身阳气，而任脉可调节全身阴气，二脉经穴联合使用具有显著疗效。由此可见，针刺任督二脉可以达到调阴阳、调气机、补元气、益肾阳等作用，进而实现调节全身各器官、组织功能的目的。《景岳全书》云"善补阳者，必于阴中求阳，则阳得阴助而生化无穷"，进一步证明了任督二脉联合的重要性。任脉、督脉所属穴位联合使用犹如阴阳相抱，可相互补充，对调节全身机能具有重要作用。同时任督二脉是气之根本，所谓打通，其实是回归根本，因此调理统摄全身阴阳气血的任督二脉显得尤其重要。通过岭南腹针、背针治疗某些经络阴阳不平衡而形成的疾病，可以使全身经络气血流畅，平衡协调而无偏盛，后天精气得以充实，并激发先天精气，从而达到贯通任督二脉，防病祛病，延年益寿的目的。

2. 理畅三焦

三焦是上焦、中焦、下焦的合称，其概念既有六腑之一者三焦，亦有部位三焦、辨证三焦之说。作为六腑三焦，它和胆、胃、膀胱、大肠、小肠一样位居腹腔之内，类同于西医学中的大网膜、小网膜、肠系膜，其功能为疏通水道，运行水液；作为部位三焦，是人体上、中、下3个部位的划分，其为无形，功能为通行诸气和运行水液；作为辨证三焦，是温病发生发展过程中由浅及深的3个不同病理阶段。

对于三焦概念的认识，王永洲等把人体全部空间看作一个大脏腑，提出"大三焦"说，认为三焦统合脏腑功能，主导经络营卫的内通外联，完成升降出入、吐故纳新的生命代谢过程。三焦功能既包含运行全身水液、通行诸气的整体功能，又包括上、中、下焦各自的气化功能。脏腑及其所属经络为元气运行的主要通路，三焦是元气运行的次要通路，元气根于肾，由肾中之精化生而成，由下而上沿着三焦布散全身，两者通会于全身各处，实现"内溉脏腑，外濡腠理"的作用。三焦有通行元气、运行水谷、运行水液及为火之通道等功能，三焦总功能的行使以下焦化生精气功能为原动力，以中焦运化水谷功能为物质基础，依赖上焦摄纳、开发功能。三焦主持诸气，为元气通行于全身的道路，三焦气机维持着机体生理活动的均衡协调。三焦气机失调，则会导致所属脏腑之气运行失常，引发各种疾病。因此岭南飞针疗法在治疗疾病时，十分注重理畅三焦，三焦功能正常，元气通畅，气机调畅，机体就处于阴平阳秘的和谐状态，即"三焦之气和，则五脏六腑皆和"，反之，就会为病为患，如《灵枢·邪气脏腑病形》说："三焦病者，腹气满，小腹尤坚，不得小便，窘急，溢则水，留即为胀。"三焦气化功能正常，上、中、下三焦道路通畅，气、血、津、液、精有条不紊地输布和相互转化，滋养五脏六腑，五脏六腑和调。

3. 调理冲任

冲脉之"冲"有要冲之义。冲脉起于胞中，循行起于小腹内，下出于会阴，上行于脊柱之内，与诸阳经相通，其外行者经中注与足少阴肾经交会，沿腹部两侧，上达咽喉，环绕口唇。因胃为水谷之海，冲脉又与足阳明胃经之气冲相交会，受后天水谷精微的供养；与足少阴肾经相并，又受先天肾气的资助。先天之元气与后天水谷之精气皆汇于冲脉，故《灵枢·逆顺肥瘦》述："夫冲脉者，五脏六腑之海也。"冲脉为十二经气血汇聚之所，是全身气血运行的要冲，具有调节十二经气血的作用，故又有"十二经之海""血海"之称。冲脉之精血充盛，才能使胞宫有行经、胎孕的生理功能。

任脉之"任"有任养、担任之义。任脉亦起自胞中，循行起于小腹内，下出于会阴，向前沿腹部前正中线上行，到达咽喉部，再上行环绕口唇，经过面部进入目眶下。任脉与足少阴肾经交会于关元，与足厥阴肝经交会于曲骨，与足太阴脾经交会于中极，而手三阴经借足三阴经与任脉相通，任脉主一身之阴经，为"阴脉之海"。凡精、血、津、液都属任脉所司。"任主胞胎"，只有任脉之气通，子宫得到阴精充养，才能促使月经的来潮和孕育的正常。

冲脉为冲阳，化生气血，温照子宫，主疏、通、泄、溢；任脉为任阴，主封、藏、蓄、固，主胞胎，调月经，司带下；二者阴阳协调，相互资生，相互转化。冲脉得任脉濡养而胞溢，任脉得冲脉资助而胞藏，二脉共同维系了子宫的正常生理功能。冲任二脉的充盛调和，是机体正常生理活动的基础。女子从出生起，经带胎产等均与脏腑、经络、气血、天癸的化生功能作用于胞宫有关，冲任二脉上联十二经脉，又与脏腑相通，存续十二经脉之气血，在治疗妇科疾病中具有重要地位。妇女的经带胎产诸疾是女性的多发病，影响着女性的身心健康和生活质量，岭南飞针疗法在治疗妇科病方面具有独特的优势，因其疗效确切且副作用少，被广大女性所接受。

（三）岭南腹针、背针之方

笔者受《黄帝内经》"善用针者，从阴引阳，从阳引阴"，《景岳全书》中"善补阳者，必于阴中求阳"的理论，八段锦第一式"双手托天理三焦"调动气机升降及三焦的中西医结合理论的启发，结合各大医家理论、经络循行及自己多年的临床经验，在传统腹针、背针基础上，对腹部及背部分区进行改良和优化，将腹部及背部划分为上焦区、中焦区、下焦区3个治疗区，以3针为1组进行辨证施治，并主要结合岭南飞针疗法"飞行旋转式"（"一旋、二翻、三点头"）手法，治疗相关脏腑及经络病证。

三焦是上焦、中焦、下焦的总称。从《黄帝内经》看三焦：一是六腑之三焦，二是部位之三焦。三焦在解剖学中被认为是小网膜、大网膜和肠系膜的有形实体。有研究认为，三焦的"焦"与"膲"相通，而"膲"字意义是肉内中空或不实，因此肠系膜可能是三焦腑的雏形。由上，他们得出结论，小网膜、大网膜和肠系膜可认为是三焦腑的有形实体。《难经·三十一难》载"三焦者，水谷之道路，气之所终始也。上焦者，在心下，下膈，在胃上口""中焦者，在胃中脘，不上不下，主腐熟水谷""下焦者，在齐（脐）下，当膀胱上口，主分别清浊"。其中上焦区主要治疗心、肺、心包相关疾病；中焦区主要治疗脾、胃、大肠、小肠、肝、胆相关疾病；下焦区主要治疗肾、膀胱相关疾病。

现将岭南腹针、背针具体分区介绍如下：

1. 岭南腹针

以神阙为中心，选取任脉为正中线，以左右旁开0.5寸足少阴肾经两条旁线为辅，将腹部依次分为上焦区、中焦区及下焦区3大区域。两乳头连线中点至脐中上4寸为上焦区，脐中上4寸至脐中为中焦区，脐中到耻骨联合处为下焦区。在两乳头连线中点，脐中上2寸、4寸、6寸与脐中下1.5寸、3寸各取1穴，每穴左右旁开0.5寸各取1穴，3针为1组，三焦同治，整体调节脏腑功能。

1）上焦区

岭南腹针上焦区的具体分布见图5。

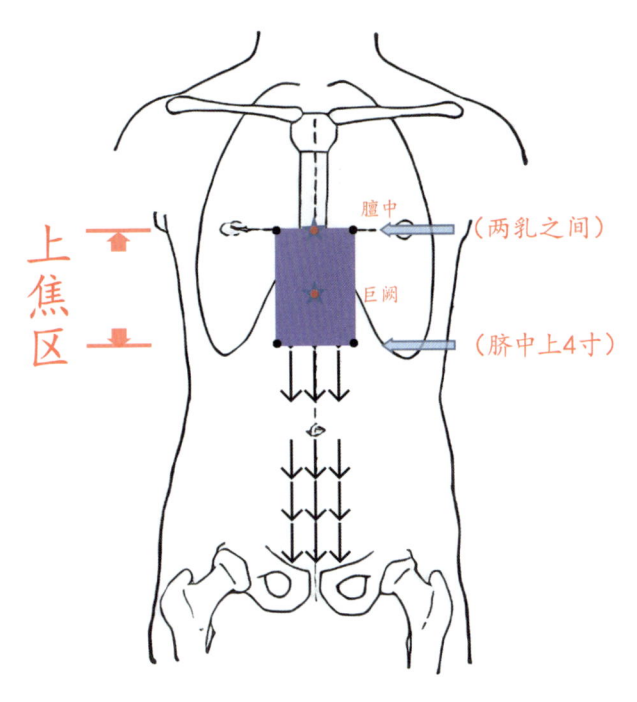

图5 岭南腹针上焦区

【区域】上缘：两乳头连线中点水平线。下缘：脐中上4寸水平线。

【穴组】

（1）上焦区1组：两乳头连线中点（任脉膻中），左右旁开0.5寸各取1穴，3针为1组。

（2）上焦区2组：脐中上6寸（任脉巨阙），左右旁开0.5寸（足少阴肾经幽门）各取1穴，3针为1组。

【功效】理气解郁，宁心安神，宣肺宽胸，降气止咳。

【主治】心慌、心悸、胸闷、咳嗽等心肺疾病。

2）中焦区

岭南腹针中焦区的具体分布见图6。

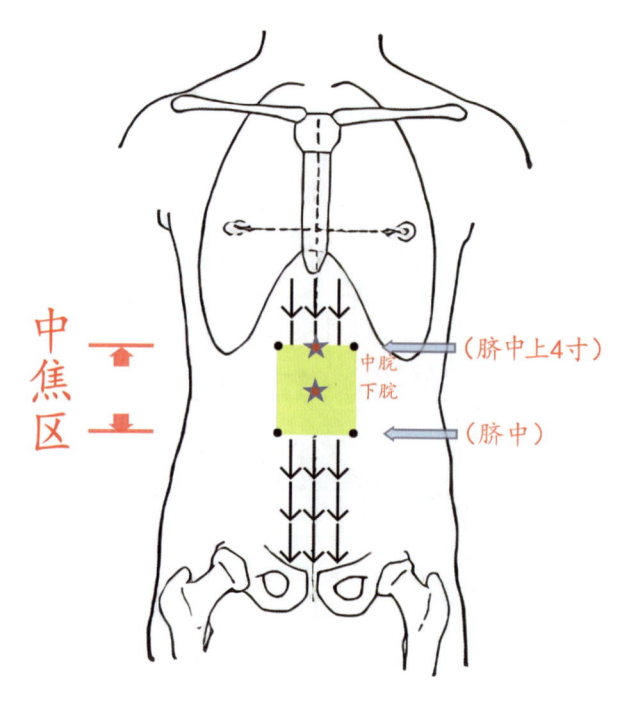

图6　岭南腹针中焦区

【区域】上缘：脐中上4寸水平线。下缘：脐中水平线。

【穴组】

（1）中焦区1组：脐中上4寸（任脉中脘），左右旁开0.5寸（足少阴肾经阴都）各取1穴，3针为1组。

（2）中焦区2组：脐中上2寸（任脉下脘），左右旁开0.5寸（足少阴肾经商曲）各取1穴，3针为1组。

【功效】清利湿热，理气止痛，降逆止呕。

【主治】腹痛、腹胀、腹泻、便秘、呕吐、黄疸等消化系统疾病。

3）下焦区

岭南腹针下焦区的具体分布见图7。

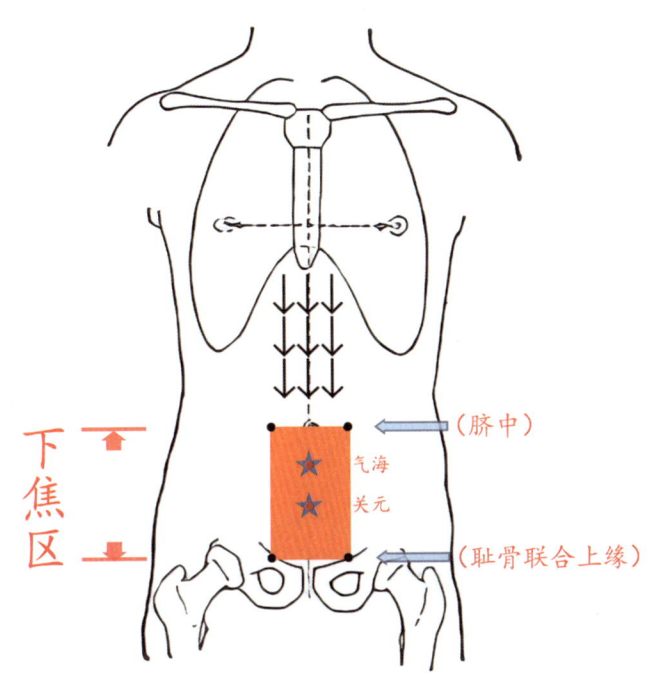

图7　岭南腹针下焦区

【区域】上缘：脐中水平线。下缘：耻骨联合上缘水平线。

【穴组】

（1）下焦区1组：脐中下1.5寸（任脉气海），左右旁开0.5寸各取1穴，3针为1组。

（2）下焦区2组：脐中下3寸（任脉关元），左右旁开0.5寸（足少阴肾经气穴）各取1穴，3针为1组。

【功效】补肾益精，利水消肿。

【主治】小便不利、月经不调、痛经、闭经、阳痿、早泄等泌尿生殖系统疾病。

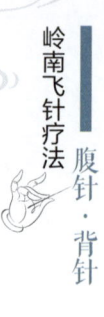

2. 岭南背针

以脊中穴为中心，选取督脉为正中线，以左右旁开3～5寸两条侧线为辅，将背部依次分为上焦区、中焦区及下焦区3大区域。第1颈椎至第7胸椎为上焦区，第7胸椎至第1腰椎为中焦区，第1腰椎至骶尾部为下焦区。后正中线上每隔3寸取1穴，左右旁开3～5寸各取1穴，3针为1组，三焦同治，整体调节脏腑功能。

1）上焦区

岭南背针上焦区的具体分布见图8。

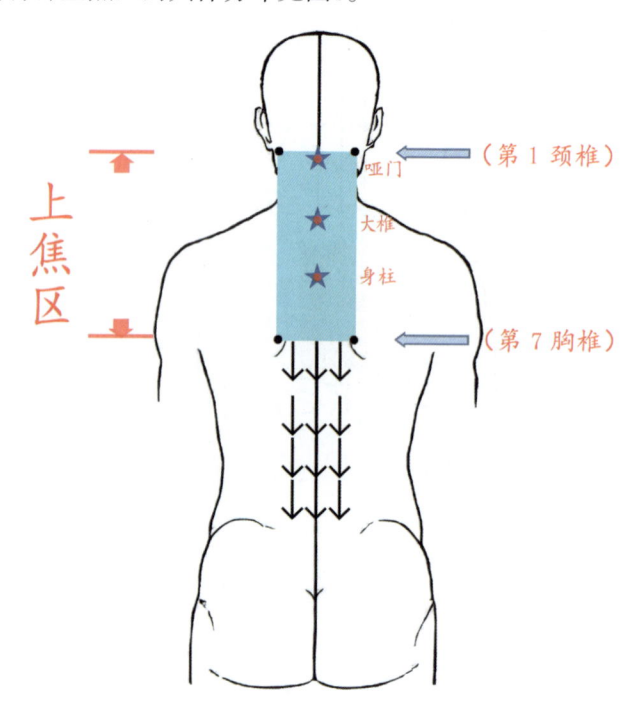

图8 岭南背针上焦区

【区域】上缘：第1颈椎水平线。下缘：第7胸椎水平线。

【穴组】

（1）上焦区1组：第1颈椎棘突下（督脉哑门），左右旁开2.25寸各取1穴，3针为1组。

（2）上焦区2组：第7颈椎棘突下（督脉大椎），左右旁开3寸各取1

穴，3针为1组。

（3）上焦区3组：第3胸椎棘突下（督脉身柱），左右旁开3寸（足太阳膀胱经魄户）各取1穴，3针为1组。

若上焦病变则在后正中线每隔1寸再加1组。

【功效】理气解郁，宁心安神，宣肺宽胸，降气止咳。

【主治】心慌、心悸、胸闷、咳嗽、哮喘等心胸相关疾患。

2）中焦区

岭南背针中焦区的具体分布见图9。

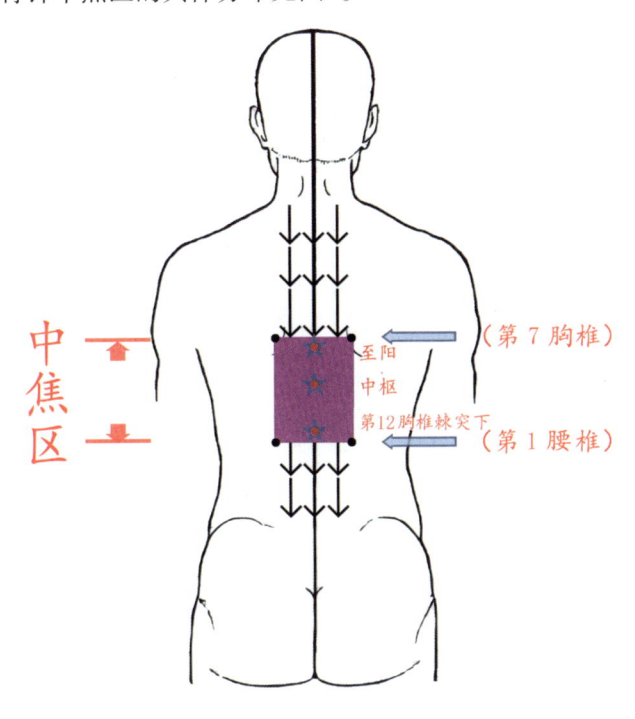

图9　岭南背针中焦区

【区域】上缘：第7胸椎水平线。下缘：第1腰椎水平线。

【穴组】

（1）中焦区1组：第7胸椎棘突下（督脉至阳），左右旁开3寸（足太阳膀胱经膈关）各取1穴，3针为1组。

（2）中焦区2组：第10胸椎棘突下（督脉中枢），左右旁开3寸（足

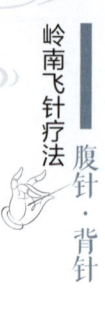

太阳膀胱经阳纲）各取1穴，3针为1组。

（3）中焦区3组：第12胸椎棘突下，左右旁开3寸（足太阳膀胱经胃仓）各取1穴，3针为1组。

若中焦病变，则在后正中线上每隔1寸再加1组。

【功效】清利湿热，理气止痛，降逆止呕。

【主治】腹痛、腹胀、腹泻、便秘、呕吐、黄疸等消化系统疾病。

3）下焦区

岭南背针下焦区的具体分布见图10。

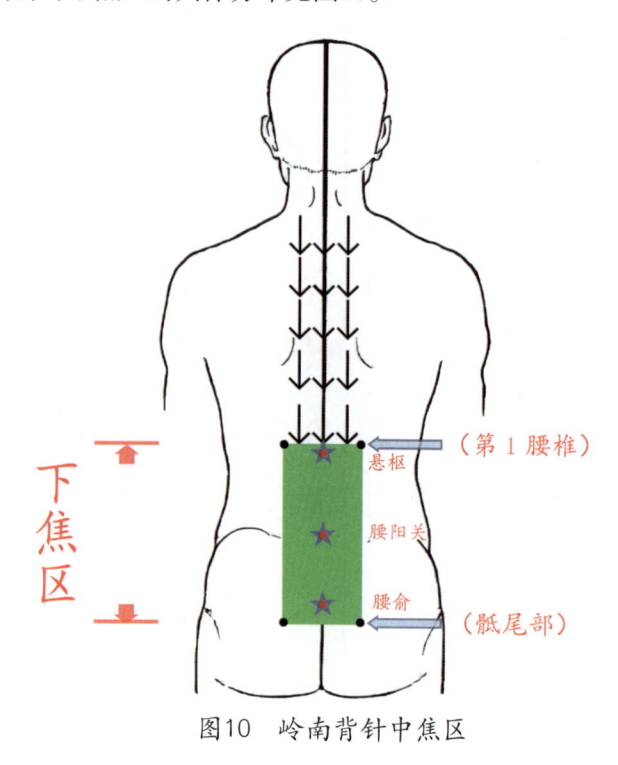

图10 岭南背针中焦区

【区域】上缘：第1腰椎水平线。下缘：骶尾部水平线。

【穴组】

（1）下焦区1组：第1腰椎棘突下（督脉悬枢），左右旁开3寸（足太阳膀胱经肓门）各取1穴，3针为1组。

（2）下焦区2组：第4腰椎棘突下（督脉腰阳关），左右旁开3寸各取1穴，3针为1组。

（3）下焦区3组：骶管裂孔水平（督脉腰俞），平第4骶后孔，骶正中嵴左右旁开3寸（足太阳膀胱经秩边）各取1穴，3针为1组。

若下焦病变则在后正中线上每隔1寸再加1组。

【功效】补肾益精，利水消肿。

【主治】小便不利、月经不调、痛经、闭经、阳痿、早泄等泌尿生殖系统疾病。

（四）岭南腹针、背针之术

笔者在传统飞针手法的基础上，融贯导师张家维教授皮部理论的飞针疗法，改良出具有无痛、快速、高效、安全、灵巧等特点的岭南飞针疗法。其操作方式有"一拍、二推、三旋转"的"注射式"，"一旋、二翻、三点头"的"飞行旋转式"及"一压、二提、三旋转"的"指压式"。

1. 岭南飞针疗法的功用特点

岭南飞针疗法由于独特的进针过程和补泻手法，具有以下功用特点：

（1）无痛：针刺时的"透皮"会给患者带来一定疼痛，这是直接影响针刺效果的原因之一，同时也是患者能否接受针灸治疗的关键。岭南飞针疗法通过快速进针的技巧，可以减轻针刺透皮时的疼痛感觉，因而深受患者欢迎。

（2）快速：岭南飞针疗法在进针速度上明显快于一般的进针术，一方面减轻了进针的疼痛，另一方面也节省了进针时间，提高了针刺效率。

（3）高效：在行针时，搓捻飞针法的有效力度较常规针法强，可使针刺感应增强并引气至病所，还能调整虚实状态，因此能取得较好的效果。

（4）安全：岭南飞针疗法可通过控制进针的力度来调整进针的深度，一般的力度只能进针到皮下，不会伤及内脏组织，同时因为无菌的操作过程，可以避免感染。

（5）灵巧：进针时刺手不需要接触患者穴位，且针刺过程如同飞鸟状，视觉效果更佳，这也是岭南飞针疗法被患者广泛认同的原因之一，提高了患者的依从性。

2. 岭南飞针疗法操作的关键

（1）定神：医生及患者均要调整好身心状态，如呼吸均匀、心平气和等。

（2）人针合一：医生要有恰当的定力及手力，既要掌控针，又不能把针握持太紧，要做到人针合一，才能控制好进针的速度、角度、深度。

（3）四力合一：医生手指的搓力、手指的弹力、手腕的翻转力、手臂的挥动力合一，其中最关键的是手腕的翻转力。

（4）熟悉经络、穴位和解剖结构：医生要熟悉腹部、背部乃至全身的经络走行，穴位的定位要准确，并且要有一定的消化内科及解剖学基础。

3. 选择体位

根据疾病、证型，选择穴区、穴位，取得患者的配合，采用坐位或卧位。一般以仰卧位为宜，以方便操作，也便于观察患者针刺过程中的神情变化，及时处理不适症状。仰卧位亦是首次针灸、年老体弱者的首选体位。

4. 选择治疗部位

明确诊断，辨病辨证，以岭南腹针、背针及经络理论为指导，辨证选择疾病及其证型相应的穴区、穴位。施术前必须先检查腹部、背部的皮肤及内脏等情况，避开有局部感染、瘢痕、引流管的部位，以免引起严重并发症。

5. 具体操作方式

1）注射式

"注射式"简称"一拍、二推、三旋转"。

（1）消毒：找到准确刺激点或穴区后，严格消毒（包括医生双手消毒及穴区消毒）。

（2）持针：取1.5寸（40mm×0.3mm）规格针灸针，医生用右手的拇指、示指捏持针柄或针柄与针身交界处，中指抵住针身，并将针身稍向下压，露出针尖0.2～0.3寸（5～8mm），使针体与针刺部位呈10°～15°。

（3）"一拍"：腕背屈后，突然手腕掌屈，靠刺手腕关节的力量（一种柔和的力、回弹的力）将针拍进针刺部位（图11a）。

（4）"二推"：随即三指持针向前推进，使针刺入1.2～1.5寸（30～40mm）。推进过程中，中指要对针尖部施有一定压力（图11b）。

（5）"三旋转"：最后拇指向前、示指向后搓动针柄，使针体向顺时针方向旋转，旋转速度约为150r/min。必要时可在进针后用拇指、示指夹持针柄快速旋转，频率为250～300次/min（图11c）。

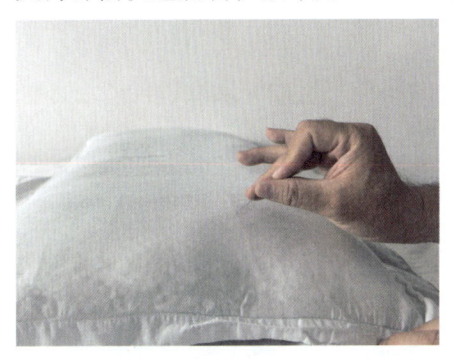

a."一拍" 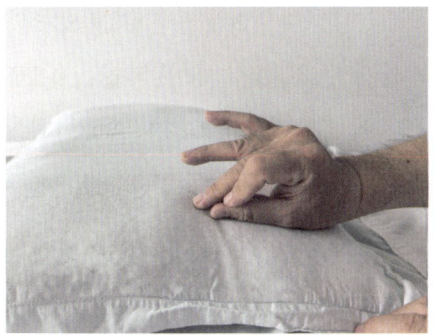　　　　　　b."二推"

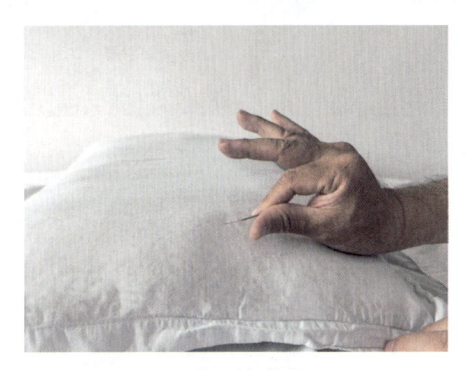

c."三旋转"

图11　岭南飞针疗法"注射式"手法

2）飞行旋转式

"飞行旋转式"简称"一旋、二翻、三点头"。

（1）消毒：找到准确刺激点或穴区后，严格消毒（包括医生双手消毒及穴区消毒）。

（2）持针：取1.5寸（40mm×0.3mm）规格针灸针，医生用右手的拇指、示指捏持针柄，中指抵住针柄与针身交界处，掌心向上。

（3）"一旋"：拇指向前捻转搓动少许，示指、中指向后捻转搓动少许，使针始终处于旋转状态，且保持掌心向上（图12a）。

（4）"二翻"：随后前臂外展外旋，且保持拇指外展、示指与中指内收状态，突然挥动前臂，使前臂内收内旋，手腕迅速向下翻转，使掌心向下（图12b）。

（5）"三点头"：同时刺手的拇指内收，示指、中指相应外展，此时针体便迅速转动（旋转速度约200r/min），当针快速旋转并抵达穴位时，通过腕力、指力将旋转的针弹刺入穴位内（图12c）。

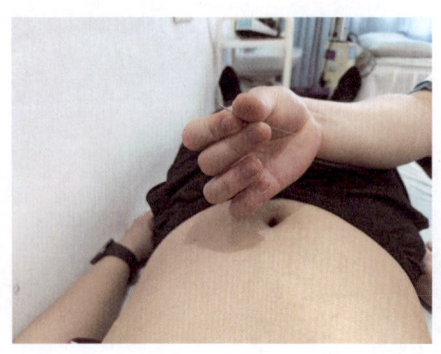

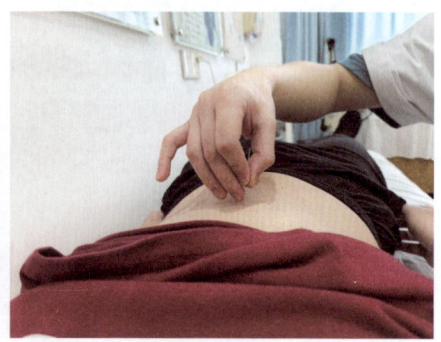

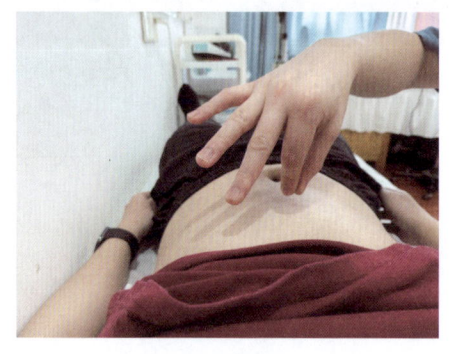

a."一旋"　　　　　　　　b."二翻"

c."三点头"

图12　岭南飞针疗法"飞行旋转式"手法

3）指压式

"指压式"简称"一压、二提、三旋转"。

（1）消毒：找到准确刺激点或穴区后，严格消毒（包括医生双手消毒及穴区消毒）。

（2）持针：取1.5寸（40mm×0.3mm）规格针灸针，医生用右手的拇指、示指捏持针柄，中指抵住针柄与针身交界处。

（3）"一压"：拇指、示指用力将针压入穴位内（图13a）。

（4）"二提"：中指抵住穴旁皮肤，拇指、示指捏持针柄，将针向外提出0.2~0.3寸（图13b）。

（5）"三旋转"：最后拇指向前、示指向后搓动针柄，使针体向顺时针方向旋转，旋转速度约150r/min（图13c）。

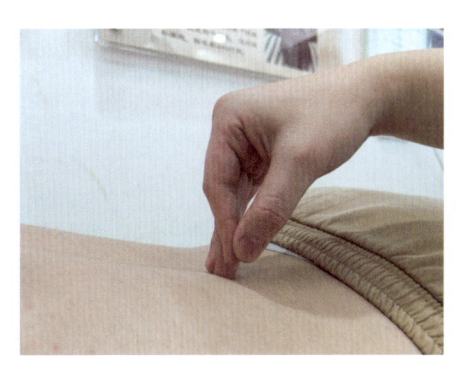

a."一压"　　　　　　　b."二提"

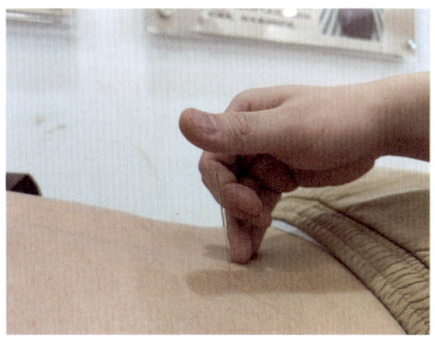

c."三旋转"

图13　岭南飞针疗法"指压式"手法

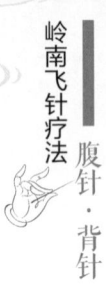

6. 针刺手法

1）快速捻转法

针刺到达所需深度后，拇指、示指捏持针柄，保持针不上下移动，手指连续屈伸动作使针体旋转，捻转角度小，频率要求为200次/min以上，持续时间约1分钟，间隔5～10分钟行针1次。

2）齐刺法

以针灸针3支，以任脉及左右旁开0.5寸的足少阴肾经为治疗线，或以督脉及左右旁开3寸的足太阳膀胱经为治疗线，于中点及左右两端点进针，按病证特点，同时用3针施行快速捻转手法。

7. 留针与出针

1）留针

静置留针：留针过程中不施行任何手法，患者安静休息。

间歇行针：留针过程中，反复施行手法，加强针刺刺激，间隔5～10分钟行针1次。

2）出针

出针前先手持针柄使针身松动，小幅度轻捻转，后押手固定穴区周围皮肤，针体无紧滞感，快速出针。每处出针后均需快速用消毒干棉球按压针孔片刻，以防出血。出针后须再次检查针刺部位，以便及时发现漏针、针孔出血等情况。

8. 适应证与禁忌证

1）适应证

（1）病程较长的内伤脏腑的全身性疾病，如脑血管意外后遗症、阿尔茨海默病、脑动脉硬化症、高血压、癔症等。

（2）脏腑失衡引起的疾病，如血栓性耳聋、眼底出血、球后视神经炎、视神经萎缩等。

（3）虽病程较短，但与脏腑正气不足有关的疾病，如肩周炎、坐骨神经痛、关节炎、颈椎病等。

（4）其他，如用常规针灸疗法治疗而效果不佳的疾病。

2）禁忌证

（1）一切不明原因的急腹症。

（2）急性腹膜炎、肝脾大引起的脐静脉曲张、腹部内部肿瘤广泛转移、妊娠等。

9. 操作注意事项

（1）嘱患者饭后半小时再进行治疗，治疗前应先排空二便。

（2）严格消毒，以防感染。

（3）尽量避开毛囊，减少患者痛苦，针下有抵抗感或患者感觉刺痛明显时，应停止进针，可将针身往后退，改变角度再进针。对腹壁坚韧者，推进针体时可稍作捻转，以助推进。对脾大者不宜针刺过深。

（4）针刺后可配合电针、艾灸、按摩等治疗手段。

（5）留针要因人、因时及病情而定。体弱者的留针时间可适当缩短，体壮者可适当延长，婴幼儿、躁动者、严重精神病患者等不能配合者，不宜留针。夏季留针时间宜短，冬季留针时间宜长。病情重、症状顽固者应久留针；病情轻、症状经治疗已消失者可以不留针或少留针。

（6）针刺前及留针期间嘱患者及家属注意安全，保持施针时的静息体位，不要碰触留置的针灸针，防止折针、弯针等不良情况。对需要长时间留针而又有严重心脑血管疾病的患者，必须加强监护，以免发生意外。

10. 异常情况的处理与预防

腹部、背部针刺疗法是一种相对安全、有效的治疗方法，但由于操作不慎或触犯禁忌，可能出现某种异常情况，针刺时应密切观察患者的病情变化，出现异常情况时必须立即进行有效处理。

1）晕针

（1）现象：轻度晕针表现为精神疲倦、头晕目眩、恶心欲吐；重度晕针表现为心慌气短、面色苍白、出冷汗、脉象细弱，甚至出现神志昏迷、唇甲青紫、血压下降、二便失禁、脉微欲绝等症状。

（2）原因：多见于初次接受针刺治疗的患者，其他可因精神紧张、

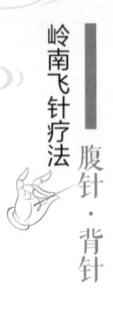

体质虚弱、劳累过度、饥饿空腹、大汗后、大泻后、大出血后等引起。也有因患者体位不当、施术者手法过重及治疗室内闷热或寒冷等而出现晕针。

（3）处理：立即停止针刺，起出全部留针，扶持患者平卧，放低头部，松解衣带，注意保暖。轻者静卧片刻，给饮温茶，即可恢复。如未能缓解者，用指掐或针刺急救穴，如水沟、素髎、合谷、内关、足三里、涌泉、中冲等，也可灸百会、气海、关元、神阙等，必要时可配用现代急救措施。晕针缓解后，仍需适当休息。

（4）预防：对晕针要重视预防，如对初次接受针刺治疗者，要做好解释工作，解除其恐惧心理。正确选取舒适持久的体位，尽量采用卧位。选穴宜少，手法要轻。当患者劳累、饥饿、口渴时，应嘱其休息、进食、饮水后，再接受针刺。针刺过程中，应随时注意观察患者的神态，询问针后情况，一有不适等晕针先兆，须及早采取处理措施。此外，注意室内空气流通，消除过热、过冷因素。

2）滞针

（1）现象：针在穴位内，运针时捻转不动，提插、出针均感困难。若勉强捻转、提插，患者感到疼痛。

（2）原因：患者精神紧张，针刺入后局部肌肉强烈挛缩；或因行针时捻转角度过大、过快和持续单向捻转等，而致肌纤维缠绕针身所致。

（3）处理：嘱患者消除紧张，使局部肌肉放松；或延长留针时间，用循、摄、按、弹等手法，或在滞针附近加刺1针，以缓解局部肌肉紧张。如因单向捻针而致者，需反向将针捻回。

（4）预防：对精神紧张者，应先做好解释工作，消除顾虑，并注意行针手法，避免连续单向捻针。

3）弯针

（1）现象：针柄改变了进针时刺入的方向和角度，使提插、捻转和出针均感困难，患者感到针处疼痛。

（2）原因：施术者进针手法不熟练，用力过猛，以致针尖碰到坚硬组织；或因患者在针刺过程中变动了体位，或针柄受到某种外力碰压等所致。

（3）处理：出现弯针后，就不能再行手法。如针身轻度弯曲，可慢慢将针退出；若弯曲角度过大，应顺着弯曲方向将针退出。因患者体位改变所致者，应嘱患者慢慢恢复原来体位，使局部肌肉放松后，再慢慢退针。遇到弯针现象时，切忌强拔针、猛退针。

（4）预防：医生进针手法要熟练，指力要轻巧。患者的体位要选择恰当，并嘱其不要随意变动。注意针刺部位和针柄不能受外力碰压。

4）断针

（1）现象：针身折断，残端留于患者腧穴内。

（2）原因：针具质量欠佳，针身或针根有损伤剥蚀。针刺时针身全部刺入腧穴内，行针时强力提插、捻转，局部肌肉猛烈挛缩。患者体位改变，或因弯针、滞针未及时正确处理等所致。

（3）处理：嘱患者不要紧张、乱动，以防断针陷入深层。如残端显露，可用手指或镊子取出。若断端与皮肤相平，可用手指挤压针孔两旁，使断针暴露体外，用镊子取出。如断针完全没入皮内、肌肉内，应在X线下定位，经手术取出。

（4）预防：应仔细检查针具质量，不符合要求者应剔除不用。进针、行针时，动作宜轻巧，不可强力猛刺。针刺入穴位后，嘱患者不要任意变动体位。针刺时针身不宜全部刺入。遇到滞针、弯针现象时，应及时正确处理。

5）血肿

（1）原因：针刺时误伤血管，起针时没有及时按压。

（2）现象：出针后，局部肿胀、疼痛，皮肤呈青紫色。

（3）处理：轻度血肿，一般不必处理，可自行消退。若局部疼痛较剧，肿胀明显者，先冷敷或加压止血，血止后再热敷以促使局部瘀血消散。

（4）预防：避开血管针刺，出针时立即用消毒干棉球按压针孔。

6）针后异常感

（1）现象：出针后，患者不能挪动体位，或重、麻、胀的感觉过强，或原有症状加重，或针孔出血，或针处皮肤青紫、出现结节等。

（2）原因：肢体不能挪动，可能是有针遗留，针未完全拔出，或体位不当，致肢体活动受限；对针感过于重、麻、胀者，多半是行针时手法过重，或与留针时间过长有关；原有病情加重，多因手法与病情相悖，即"补泻反，病益笃"之由；局部出血、青紫、出现硬结者，都因刺伤血管所致，个别可能由凝血功能障碍引起。

（3）处理：如遗留未出之针，应随即起针，退针后让患者休息片刻，不要急于离开；对针感过于重、麻、胀者，可调整针刺的深度及角度，采用温和的行针手法，适当减少留针时间；对原病加重者，应查明原因，调整治则和手法，另行针治；对局部出血、青紫者，可用消毒干棉球按压和按摩片刻；如因内出血致青紫块较明显者，应先冷敷以防继续出血，再热敷，使局部瘀血消散。

（4）预防：退针后认真清点针数，避免遗漏。行针手法要柔和适度，避免手法过强和留针过时。临诊时要认真辨证施治，处方选穴精练，补泻手法适度。要仔细询问患者有无出血病史，对男性患者，要注意排除血友病。要熟悉浅表解剖知识，避免刺伤血管。

第四节　岭南腹针、背针与传统腹针、背针的比较

一、岭南腹针与传统腹针的比较

传统腹针是按神龟图、全息系统分区，以单针为主，多用1.5寸（40mm）针直刺，进针0.5~1.3寸（10~30mm），从上至下进针。岭南腹针是按中医经络走行、功能主治分区，3针为1组，使用1.5寸（40mm）针浅刺，进针0.3~0.5寸（5~10mm），从下焦至上焦进针，疏理气机，并采用岭南飞针手法，浅刺可激发脏腑经气活动，向前激发阴脉，向后连通阳脉，任督二脉与脑及五脏相通，针刺后针刺部位周围较易出现红晕，为气血调动的表现，治疗效果更佳。岭南腹针与传统腹针的具体区别见表1。

表1　岭南腹针与传统腹针的区别

	岭南腹针	传统腹针
针刺特点	搓捻进针或运针，进针或运针后手形张开如飞鸟状	手法固定（用手指搓力及压力）
分区	按中医经络走行、功能主治分区	按神龟图、全息系统分区
取穴数量	取穴多，3针1组	取穴少，单针
针刺手法	岭南飞针手法	单手进针、双手进针
针刺深度	0.3~0.5寸（5~10mm）	0.5~1.3寸（10~30mm）
进针顺序	从下至上进针	从上至下进针

岭南腹针以任脉为基础，辅之以旁开0.5寸的两条旁线，分上焦区、中焦区、下焦区3个区。上焦为心肺之府，治疗心胸相关疾患；中焦为脾胃之所，主治脾胃肠道疾患；下焦为肾、膀胱之居，主治智能、生殖疾患。根据经脉的循行部位和所属络脏腑的生理病理特点，可分析各种临床表现，进而推断疾病发生在何脏、何腑。

岭南腹针通过针刺腹部相应区、带、腧穴，刺激"阴脉之海"，调节阴经。攻补兼施，标本兼治，在疏通腹部经络的同时，打通任督二脉，调理全身气血阴阳，从根本上治疗疾病。同时岭南腹针采用独有的飞针术，浅刺调气，引气循环流通，在调节气血的同时，也能调节气机的升降，结合针刺局部经穴，以经络为通道，以气血为载体，通过经络的传输，到达病所而经络气血病得解。

二、岭南背针与传统背针的比较

背部后正中线循行督脉，背部后正中线旁开1.5寸和旁开3寸循行足太阳膀胱经，手太阳小肠经、手少阳三焦经、足少阳胆经也经过背部，背部后正中线旁开0.5寸为夹脊穴，这些都是传统背针的取穴部位，以单针为主，多用1寸（25mm）针斜刺或直刺进针，一般进针深度为0.5～0.8寸（10～15mm），从上至下进针。岭南背针是按中医经络走行、功能主治分区，3针为1组，使用1.5寸（40mm）针浅刺，进针0.3～0.5寸（5～10mm），从上焦至下焦进针，疏理气机，并采用岭南飞针手法，浅刺可激发脏腑经气活动，向前激发阴脉，向后连通阳脉，任督二脉与脑及五脏相通，针刺后针刺部位周围较易出现红晕，为气血调动的表现，治疗效果更佳。岭南背针与传统背针的具体区别见表2。

表2　岭南背针与传统背针的区别

	岭南背针	传统背针
针刺特点	指压进针，进针后将针向外小幅度提出，搓动针柄，使针快速旋转	手法固定（用手指搓力及压力）
分区	按中医经络走行、功能主治分区	按经络走行分区
取穴数量	取穴多，3针1组	取穴少，单针
针刺手法	岭南飞针手法	单手进针、双手进针
针刺深度	0.3～0.5寸（5～10mm）	0.5～0.8寸（10～15mm）

岭南背针以督脉为基础，辅之以旁开1.5寸和3寸的两条旁线，分上焦区、中焦区、下焦区3个区。上焦为心肺之府，治疗心胸相关疾患；中焦为脾胃之所，主治脾胃肠道疾患；下焦为肾、膀胱之居，主治泌尿生殖疾患。根据经脉的循行部位和所属络脏腑的生理病理特点，可分析各种临床表现，推断疾病发生的部位，进而进行针对性治疗。

岭南背针通过针刺背部相应区、带、腧穴，刺激"阳脉之海"，激发阳气生长。攻补兼施，标本兼治，在疏通背部经络的同时，打通任督二脉，调理全身气血阴阳，从根本上治疗疾病。同时岭南背针采用独有的飞针术，浅刺调气的同时，也能调节气机的升降，结合针刺局部经穴，以经络为通道，以气血为载体，通过经络的传输，到达病所而经络气血病得解。

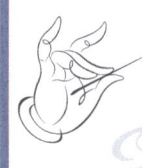

第二章 腹部解剖与经络分布

第一节　前腹壁表面解剖

一、腹部表面分区

目前常用的腹部分区法有九区分法和四区分法。

九区分法：由两侧肋弓下缘连线和两侧髂前上棘连线为两条水平线，左、右髂前上棘至腹部前中线连线的中点为两条垂直线，四线相交将腹部划分为井字形九区。即左、右上腹部，左、右腰部，左、右下腹部及上腹部、中腹部和下腹部（图14）。

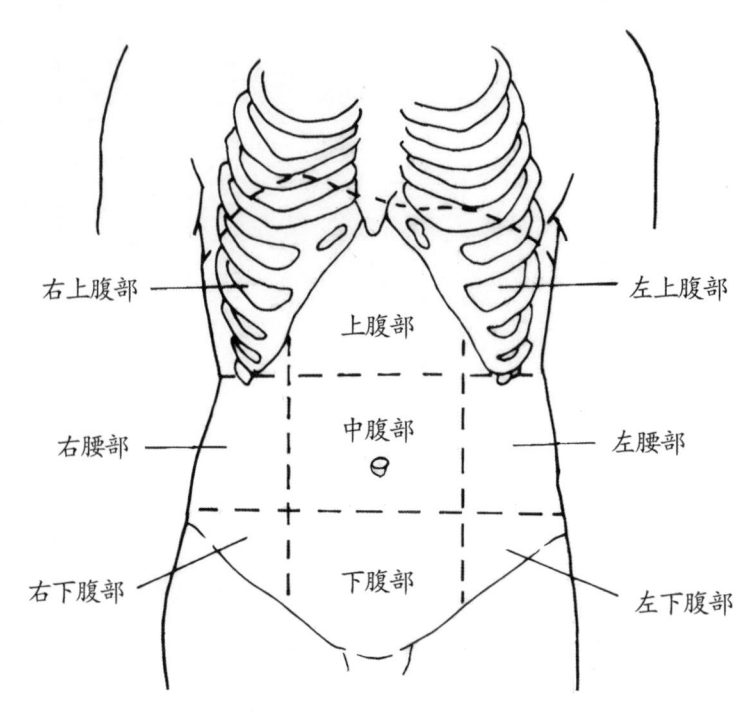

图14　腹部九区分法

四区分法：通过脐画一水平线与垂直线，两线相交，将腹部分为四区，即右上腹、右下腹、左上腹和左下腹。

二、腹部的体表标志

腹部的体表标志见图15。

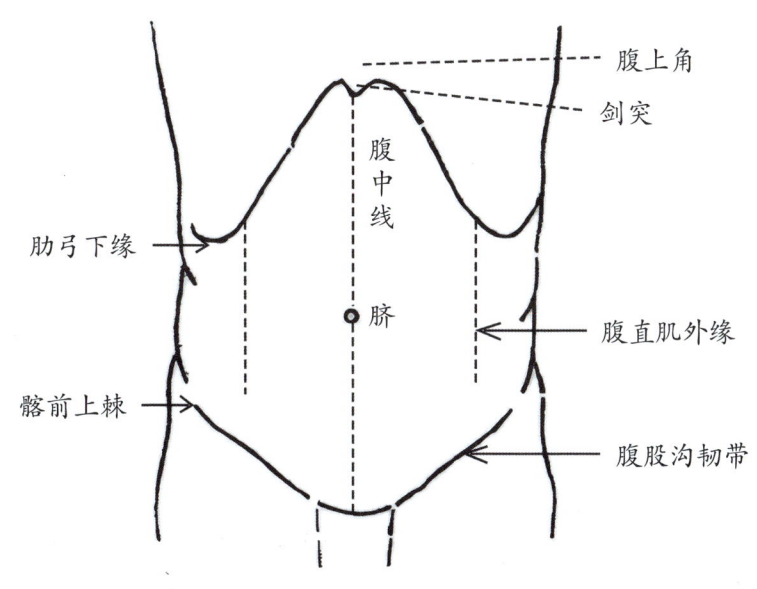

图15 腹部的体表标志

（1）肋弓下缘：由第8～10肋软骨连接形成肋弓，第11、第12浮肋也处于此肋弓之外，其下缘为腹部上界，常用于腹部分区及肝脾测量。

（2）剑突：通过软骨连于胸骨下端的骨性三角，为腹部上界，常用于肝脏测量。

（3）腹上角：又称胸骨下角，为两侧肋弓至剑突根部的交角，用于判断体型及肝脏测量。

（4）脐：为腹部的中心，平第3～4腰椎之间，为腹部四区分法的标志。

（5）髂前上棘：髂嵴前上方突出点，为腹部九区分法的标志及常用骨髓穿刺部位。

（6）腹直肌外缘：相当于锁骨中线在腹部的延续，右侧腹直肌外缘与肋弓下缘交界处为胆囊点。

（7）腹中线：相当于腹白线，为胸骨中线的延续，是腹部四区分法的中线。

（8）腹股沟韧带：两侧腹股沟韧带与耻骨联合上缘共同构成腹部体表的下界。

三、腹部重要脏器的体表投影

（1）胃：3/4在左上腹部，1/4在上腹部；贲门在第11胸椎椎体左侧，幽门在第1腰椎椎体右侧。

（2）胰：横行于第1~2腰椎水平面，紧贴腹后壁上部，在左上腹部深部。

（3）肝：大部分位于右上腹部和上腹部，小部分位于左上腹部。上界在右腋中线平第7肋，到右锁骨中线平第5肋；下界与肝前缘一致，右侧隐藏在右肋弓后方，不能触及（小儿低于肋弓2cm），超出剑突下方3cm。

（4）胆：位于右锁骨中线（或右腹直肌外缘）与肋弓相交处（第9肋软骨尖），发炎时用手指向深部按压此处，可使疼痛加剧。

（5）脾：脾上端平左侧第9肋上缘，距后正中线4~7cm，脾下端平左侧第11肋，达腋中线，其长轴与左侧第10肋平行，在胃底与膈之间。

第二节　前腹壁分层局部解剖

一、皮肤

皮肤是人体最大的器官，厚度因人或因部位而异，为0.5～4mm。皮肤覆盖全身，它使体内各种组织和器官免受物理性、机械性、化学性和病原微生物性的侵袭。有皮脂腺、汗腺、淋巴管、血管、毛囊和头发等，易发疖肿及皮脂腺囊肿；血管丰富，外伤时易出血，但创口愈合较快。

二、浅筋膜、血管、淋巴管及皮神经

1. 浅筋膜

浅筋膜又称皮下筋膜或皮下组织，主要由疏松结缔组织和脂肪组织构成。脐部以下浅筋膜可分为两层，即脂肪层（camper筋膜层）与膜样层（scarpa筋膜层）。前者含有脂肪组织，其薄厚因人而异，向下与大腿的浅筋膜相延续；后者为富有弹性的纤维膜性组织，其中线处附着在腹白线，向下与阴囊肉膜和会阴浅筋膜相延续。

2. 腹壁浅动脉与浅静脉

前腹壁上半部分的浅动脉细小，来自肋间后动脉、肋下动脉及腰动脉的分支。前腹壁下半部分有两条较大的股动脉分支的浅动脉：腹壁浅动脉起自股动脉，越过腹股沟韧带中、内1/3交界处走向脐部，其外径约1mm；在腹壁浅动脉的外侧，尚有起自股动脉走向髂嵴的旋髂浅动脉，其外径约为1.2mm。由于前腹壁的浅动脉行于浅筋膜内，并与同名静脉伴行，故常在腹下部切取代蒂或游离皮瓣。腹前外侧壁的浅静脉较为丰富，吻合成脐周静脉网。

3. 浅淋巴管

浅淋巴管与浅血管伴行。脐以上入腋淋巴结，脐以下入腹股沟浅淋巴结，脐部淋巴管可经肝圆韧带与肝的淋巴管交通。

4. 皮神经

皮神经呈节段性分布。第7肋间神经在剑突平面，第10肋间神经在脐平面，第12肋间神经在髂前上棘平面，第1腰神经在腹股沟平面。

三、肌层及肌层中的血管、神经

肌层主要由腹直肌、腹外斜肌、腹内斜肌和腹横肌组成。前腹壁肌层解剖见图16。

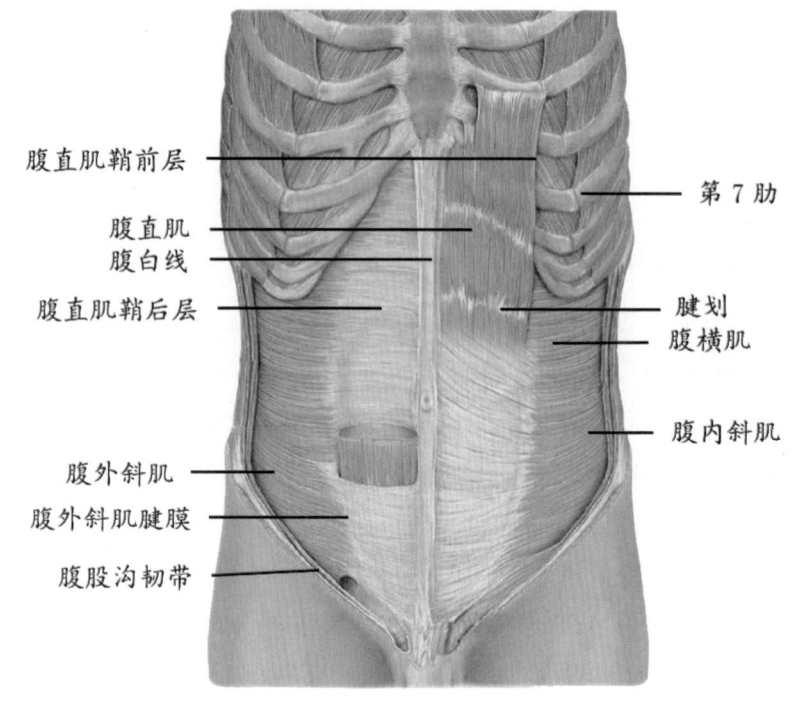

图16 前腹壁肌层解剖

1. 腹直肌

腹直肌位于腹白线两侧，其表面和深面有腹直肌鞘包裹，下起耻骨联合至耻骨嵴间，上止胸骨的剑突及第5、第6、第7肋间。有3~4个腱划，与腹直肌鞘前层紧密愈合。鞘内有腹直肌、腹壁上下动脉、旋髂深动脉、第7~12胸神经前支。

2. 腹外斜肌

腹外斜肌起于第5~12肋骨外侧，肌纤维从外上方斜向内下方走行，在髂前上棘与脐连线水平附近移行为腱膜，参与组成腹直肌鞘前层，腱膜在耻骨结节的外上方形成三角形裂隙，为腹股沟管浅环。

3. 腹内斜肌

腹内斜肌位于腹外斜肌的深面，起于腹股沟韧带外侧1/2~1/3、髂嵴和胸腰筋膜，其肌纤维呈扇形斜向内上，上部纤维止于下3个肋软骨及肋骨下缘，余下的大部分肌纤维移行为腹膜，并分两层包裹腹直肌，最后止于腹白线。

4. 腹横肌

腹横肌位于腹内斜肌深面，肌纤维起于下6个肋软骨的内面、髂嵴、胸腰筋膜及腹股沟韧带的外侧1/3，肌纤维呈横向走行，在腹直肌外缘处移行为腱膜，参与腹直肌鞘后层的组成，终止于腹白线。

四、腹横筋膜

腹横筋膜是腹内筋膜的一部分，是腹内筋膜衬覆于腹前外侧壁内面的部分。腹横筋膜在腹股沟区最为发达，并形成腹股沟管深环、凹间韧带及精索内筋膜的结构。

五、腹膜外脂肪

腹膜外脂肪又称腹膜外组织，是位于腹横筋膜与壁腹膜之间的疏松结缔组织，向后与腹膜后间隙的疏松结缔组织相续。在腹股沟区，此层含脂肪较多。输精管、腹壁下动脉等均行于此层内，临床行泌尿外科和妇产科手术时，应尽量避免直接穿入腹膜腔，可选择通过腹膜外脂肪入路进行手术操作。

六、腹膜壁层

前腹壁的腹膜形成3条皱襞：位于中线的是脐正中襞，其内有脐尿管索；向外侧延伸的是脐内侧襞，其内有脐动脉索；最外侧的是脐外侧襞，其内有腹壁下动脉。脐外侧襞的内、外侧分别为腹股沟内、外侧窝，这两个区域构成了前腹壁相对薄弱的部位，腹腔脏器容易由此突出而形成腹股沟疝。

第三节 腹部经络与常用腧穴

一、腹部经络

（一）十二经脉

十二经脉是经络系统的主体，故又被称为"十二正经"。十二经脉由手三阳经、手三阴经、足三阳经、足三阴经组成。在十二经脉中，循行经过腹部的主要有5条：足阳明胃经、足少阳胆经、足太阴脾经、足少阴肾经及足厥阴肝经。足阳明胃经循行经过腹部第2侧线，即腹部前正中线旁开2寸，"胃足阳明之脉……其直者，从缺盆下乳内廉，下挟脐，入气街中；其支者，起于胃口，下循腹里，下至气街中而合……"。足少阳胆经循行经过侧腹部，"胆足少阳之脉……其支者……循胁里，出气街……其直者……过季胁……"。足太阴脾经循行经过腹部第3侧线，即腹部前正中线旁开4寸，"脾足太阴之脉……入腹属脾络胃……其支者，复从胃……"。足少阴肾经循行经过腹部第1侧线，即腹部前正中线旁开0.5寸，"肾足少阴之脉……贯脊属肾……其直者，从肾上贯肝膈……"。

（二）奇经八脉

奇经八脉是指人体经络走向的一个类别。奇经八脉是督脉、任脉、冲脉、带脉、阳维脉、阴维脉、阴跷脉、阳跷脉的总称。奇经八脉与十二经脉不同，既不直属脏腑，又无表里配合关系，"别道奇行"，故称"奇经"。从经脉循行来看，经过腹部的奇经八脉有任脉、冲脉、带脉。任脉行于腹部前正中线上，"任脉者，起于中极之下，以上毛际，循腹里上关元……"。冲脉与足少阴肾经并行，为十二经气血之要冲，"冲脉者，十二经之海也，与少阴之大络，起于肾下，出于气街……"。带脉横行腹部，"带脉者，起于季胁，回身一周"。

（三）十二经别

十二经别，是从十二经脉另行发出，深入体腔，以加强表里相合关系的支脉，又称"别行之正经"。十二经别的循行分布规律，可以概括为"离、入、出、合"。其中，"入"是指十二经脉从肘膝关节上下分出后，进入胸腹腔。进入胸腹腔的有7条。足阳明胃经："足阳明之正，上至髀，入于腹里，属胃，散之脾。"足太阴脾经："足太阴之正，上至髀，合于阳明，与别俱行……。"手太阳小肠经："手太阳之正……系小肠也。"手厥阴心包经："手心主之正，别下渊腋三寸，入胸中……。"手少阳三焦经："手少阳之正……入缺盆，下走三焦，散于胸中也。"足少阳胆经："足少阳之正……别者，入季胁之间……。"足厥阴肝经："足厥阴之正……合于少阳，与别俱行。"

（四）十五络脉

十二经脉在四肢部各分出一络，再加躯干前的任脉络、躯干后的督脉络及躯干侧的脾之大络，共15条，称"十五络脉"。其中，散布于腹部的经脉有4条。足阳明胃经："足阳明之别……其别者，循胫骨外廉，上络头项……。"足太阴脾经："足太阴之别……其别者，

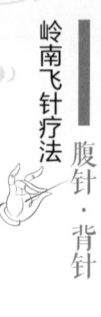

入络肠胃。"足少阴肾经："足少阴之别……其别者，并经上走于心包……。"任脉的络脉从鸠尾向下，散布于腹部，"任脉之别，名曰尾翳，下鸠尾，散于腹"。

（五）十二经筋

十二经筋，是十二经脉之气濡养的筋肉骨节体系，是附属于十二经脉的筋肉系统。其分布范围与十二经脉大体一致。经筋均起于四肢末端，结聚于骨骼和关节部，有的进入胸腹腔，但不像经脉那样属络脏腑。其中，进入胸腹腔的经脉有5条。手太阴肺经："手太阴之筋……散贯贲，合贲下，抵季胁。"足阳明胃经："足阳明之筋……上腹而布，至缺盆而结……。"足太阴脾经："足太阴之筋……上腹，结于脐，循腹里，结于肋，散于胸中……。"手少阴心经："手少阴之筋……循臂，下系于脐。"足少阳胆经："足少阳之筋……其直者，上乘䏚季胁……。"

（六）十二皮部

十二皮部，是指与十二经脉相应的皮肤部分，属十二经脉及其络脉布散的部位。体表的皮肤按十二经脉分布划分为12个区域，就形成了十二皮部。经脉呈线状分布，络脉呈网状分布，皮部则是以面来划分的。皮部的分区与络脉分布是一致的。在腹部，有3条皮部分布，即足阳明胃经皮部，足太阴脾经皮部，足少阴肾经皮部。

二、腹部常用腧穴

（一）足阳明胃经（共12穴）

1. 不容

【定位】在上腹部，脐中上6寸，前正中线旁开2寸。

【解剖】浅层布有第6、第7、第8胸神经前支的外侧皮支和前皮支，腹壁浅静脉。深层有腹壁上动、静脉的分支或属支，第6、第7胸神经前支的肌支。

【主治】①呕吐，胃痛，腹胀；②食少纳呆。

【操作】直刺0.5~0.8寸；过饱者禁刺，肝大者慎针或禁针，不宜做大幅度提插。可灸。

2. 承满

【定位】在上腹部，脐中上5寸，前正中线旁开2寸。

【解剖】浅层布有第6、第7、第8胸神经前支的外侧皮支和前皮支，腹壁浅静脉。深层有腹壁上动、静脉的分支或属支，第6、第7、第8胸神经前支的肌支。

【主治】①胃痛，呕吐，腹胀，肠鸣；②食少纳呆。

【操作】直刺0.8~1寸；过饱者禁针，肝脾大者慎针或禁针，不宜做大幅度提插。可灸。

3. 梁门

【定位】在上腹部，脐中上4寸，前正中线旁开2寸。

【解剖】浅层布有第7、第8、第9胸神经前支的外侧皮支和前皮支，腹壁浅静脉。深层有腹壁上动、静脉的分支或属支，第7、第8、第9胸神经前支的肌支。

【主治】①纳少，胃痛，呕吐；②腹胀，肠鸣，泄泻。

【操作】直刺0.8~1.2寸；过饱者禁针，肝脾大者慎针或禁针，不宜做大幅度提插。可灸。

4. 关门

【定位】在上腹部，脐中上3寸，前正中线旁开2寸。

【解剖】浅层布有第7、第8、第9胸神经前支的外侧皮支和前皮支，腹壁浅静脉。深层有腹壁上动、静脉的分支或属支，第7、第8、第9胸神经前支的肌支。

【主治】①腹胀，腹痛，肠鸣，泄泻；②水肿，小便不利。

【操作】直刺0.8~1.2寸。可灸。

5. 太乙

【定位】在上腹部，脐中上2寸，前正中线旁开2寸。

【解剖】浅层布有第8、第9、第10胸神经前支的外侧皮支和前皮支，腹壁浅静脉。深层有腹壁上动、静脉的分支或属支，第8、第9、第10胸神经前支的肌支。

【主治】①腹痛，腹胀，胃痛，食少纳呆；②心烦，癫狂。

【操作】直刺0.8~1.2寸。可灸。

6. 滑肉门

【定位】在上腹部，脐中上1寸，前正中线旁开2寸。

【解剖】浅层布有第8、第9、第10胸神经前支的外侧皮支和前皮支，脐周静脉网。深层有腹壁上动、静脉的分支或属支，第8、第9、第10胸神经前支的肌支。

【主治】①腹痛，腹胀，胃痛，呕吐；②癫狂。

【操作】直刺0.8~1.2寸。可灸。

7. 天枢

【定位】在腹部，横平脐中，前正中线旁开2寸。

【解剖】浅层布有第9、第10、第11胸神经前支的外侧皮支和前皮支，脐周静脉网。深层有腹壁上、下动静脉的吻合支，第9、第10、第11胸神经前支的肌支。

【主治】①腹痛、腹胀、肠鸣、泄泻、便秘、痢疾等胃肠病；②月经不调，痛经。

【操作】直刺1~1.5寸。可灸，但孕妇不可灸。

8. 外陵

【定位】在下腹部，脐中下1寸，前正中线旁开2寸。

【解剖】浅层布有第10、第11、第12胸神经前支的外侧皮支和前皮支，腹壁浅静脉。深层有腹壁下动、静脉的分支或属支，第10、第11、第12胸神经前支的肌支。

【主治】①腹痛，疝气；②痛经。

【操作】直刺1~1.5寸。可灸。

9. 大巨

【定位】在下腹部，脐中下2寸，前正中线旁开2寸。

【解剖】浅层布有第10、第11、第12胸神经前支的外侧皮支和前皮支，腹壁浅动、静脉。深层有腹壁下动、静脉的分支或属支，第10、第11、第12胸神经前支的肌支。

【主治】①小腹胀满，小便不利，疝气；②遗精，早泄。

【操作】直刺1～1.5寸。可灸。

10. 水道

【定位】在下腹部，脐中下3寸，前正中线旁开2寸。

【解剖】浅层布有第11、第12胸神经前支，第1腰神经前支的前皮支及外侧皮支和腹壁浅动、静脉。深层有第11、第12胸神经前支的肌支。

【主治】①小腹胀满，腹痛；②小便不利，疝气；③痛经，不孕。

【操作】直刺1～1.5寸。可灸。

11. 归来

【定位】在下腹部，脐中下4寸，前正中线旁开2寸。

【解剖】浅层布有第11、第12胸神经前支，第1腰神经前支的前皮支及外侧皮支和腹壁浅动、静脉的分支或属支。深层有腹壁下动、静脉的分支或属支，第11、第12胸神经前支的肌支。

【主治】①小腹痛，疝气，小便不利；②月经不调，痛经，经闭，带下，阴挺。

【操作】直刺1～1.5寸。可灸。

12. 气冲

【定位】在腹股沟区，耻骨联合上缘，前正中线旁开2寸，动脉搏动处。

【解剖】浅层布有腹壁浅动、静脉，第12胸神经前支和第1腰神经前支的外侧皮支及浅层皮支。深层下外侧在腹股沟管内有精索（或子宫圆韧带）、髂腹股沟神经和股神经生殖支。

【主治】①肠鸣，腹痛，疝气；②月经不调，不孕，阳痿，阴肿。

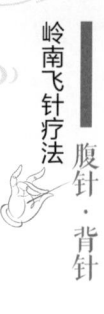

【操作】避开动脉，直刺0.5～1寸。可灸。

（二）足少阳胆经（共4穴）

1. 京门

【定位】在上腹部，第12肋骨游离端的下方。

【解剖】浅层布有第11、第12胸神经前支的外侧皮支及伴行的动、静脉。深层有第11、第12胸神经前支的肌支和相应的肋间及肋下动、静脉。

【主治】①小便不利，水肿；②腹胀，泄泻，肠鸣，呕吐；③腰痛，胁痛。

【操作】直刺0.5～1寸。可灸。

2. 带脉

【定位】在侧腹部，第11肋骨游离端垂线与脐水平线的交点上。

【解剖】浅层布有第9、第10、第11胸神经前支的外侧皮支及伴行的动、静脉。深层有第9、第10、第11胸神经前支的肌支和相应的动、静脉。

【主治】①带下，月经不调，阴挺，经闭，疝气，小腹痛；②胁痛，腰痛。

【操作】直刺1～1.5寸。可灸。

3. 五枢

【定位】在下腹部，横平脐下3寸，髂前上棘内侧。

【解剖】浅层布有第11、第12胸神经前支，第1腰神经前支的外侧皮支及伴行的动、静脉。深层有旋髂深动、静脉，第11、第12胸神经，第1腰神经前支的肌支及相应的动、静脉。

【主治】①腹痛，便秘；②带下，月经不调，阴挺，疝气。

【操作】直刺1～1.5寸。可灸。

4. 维道

【定位】在下腹部，髂前上棘内下0.5寸处。

【解剖】浅层布有旋髂深动、静脉，第11、第12胸神经，第1腰神经前支的外侧皮支及伴行的动、静脉。深层有旋髂深动、静脉，股外侧皮神经，第11、第12胸神经前支及相应的动、静脉。

【主治】①少腹痛，便秘，肠痈；②阴挺，带下，疝气，月经不调。

【操作】直刺或向前下方斜刺1～1.5寸。可灸。

（三）足太阴脾经（共5穴）

1. 冲门

【定位】在腹股沟区，腹股沟斜纹中，髂外动脉搏动处的外侧。

【解剖】浅层有旋髂浅动、静脉的分支或属支，第11、第12胸神经前支和第1腰神经前支的外侧皮支。深层有股神经，第11、第12胸神经前支，第1腰神经前支的肌支和旋髂深动、静脉。

【主治】①腹痛，疝气；②崩漏，带下。

【操作】避开动脉，直刺0.5～1寸。

2. 府舍

【定位】在下腹部，脐中下4.3寸，前正中线旁开4寸。

【解剖】浅层有旋髂浅动、静脉的分支或属支，第11、第12胸神经前支和第1腰神经前支的外侧皮支。深层有第11、第12胸神经前支和第1腰神经前支的肌支及伴行的动、静脉。

【主治】①腹痛，积聚；②疝气。

【操作】直刺1～1.5寸。

3. 腹结

【定位】在下腹部，脐中下1.3寸，前正中线旁开4寸。

【解剖】浅层布有第10、第11、第12胸神经前支的外侧皮支，胸腹壁静脉的属支。深层有第10、第11、第12胸神经前支的肌支及伴行的动、静脉。

【主治】①腹痛，腹泻，便秘；②疝气。

【操作】直刺1～2寸。

4. 大横

【定位】在腹部，脐中旁开4寸。

【解剖】浅层布有第9、第10、第11胸神经前支的外侧皮支，胸腹壁静脉的属支。深层有第9、第10、第11胸神经前支的肌支及伴行的动、静脉。

【主治】①腹痛，腹泻，便秘；②蛔虫病。

【操作】直刺1~2寸。

5. 腹哀

【定位】在上腹部，脐中上3寸，前正中线旁开4寸。

【解剖】浅层布有第7、第8、第9胸神经前支的外侧皮支，胸腹壁静脉的属支。深层有第7、第8、第9胸神经前支的肌支及伴行的动、静脉。

【主治】①腹痛，便秘，痢疾；②消化不良。

【操作】直刺1~1.5寸。可灸。

（四）足少阴肾经（共11穴）

1. 横骨

【定位】在下腹部，脐中下5寸，前正中线旁开0.5寸。

【解剖】浅层布有髂腹下神经前皮支，腹壁浅静脉的属支。深层有腹壁下动、静脉的分支或属支，第11、第12神经前支的分支。

【主治】①少腹胀痛，小便不利，遗尿；②遗精，阳痿，疝气，阴痛。

【操作】直刺1~1.5寸。

2. 大赫

【定位】在下腹部，脐中下4寸，前正中线旁开0.5寸。

【解剖】浅层布有腹壁浅动、静脉的分支或属支，第11、第12胸神经和第1腰神经前支的前皮支及伴行的动、静脉。深层有腹壁下动、静脉的分支或属支，第11、第12胸神经前支的肌支及相应的肋间动、静脉。

【主治】遗精，阳痿，阴挺，带下，遗尿，癃闭，五淋。

【操作】直刺1~1.5寸。

3. 气穴

【定位】在下腹部,脐中下3寸,前正中线旁开0.5寸。

【解剖】浅层布有腹壁浅动、静脉的分支或属支,第11、第12胸神经和第1腰神经前支的前皮支及伴行的动、静脉。深层有腹壁下动、静脉的分支或属支,第11、第12胸神经前支的肌支及相应的肋间动、静脉。

【主治】①月经不调,带下,经闭,崩漏,小便不通;②泄泻。

【操作】直刺1～1.5寸。可灸。

4. 四满

【定位】在下腹部,脐中下2寸,前正中线旁开0.5寸。

【解剖】浅层布有腹壁浅动、静脉的分支或属支,第10、第11、第12胸神经前支的前皮支及伴行的动、静脉。深层有腹壁下动、静脉的分支或属支,第10、第11、第12胸神经前支的肌支及相应的肋间动、静脉。

【主治】①月经不调,带下,遗精,遗尿,疝气;②便秘,腹痛,水肿。

【操作】直刺1～1.5寸。可灸。

5. 中注

【定位】在下腹部,脐中下1寸,前正中线旁开0.5寸。

【解剖】浅层布有脐周静脉网,第10、第11、第12胸神经前支的前皮支及伴行的动、静脉。深层有腹壁下动、静脉的分支或属支,第10、第11、第12胸神经前支的肌支及相应的肋间动、静脉。

【主治】①腹痛,便秘,泄泻;②月经不调,痛经。

【操作】直刺1～1.5寸。可灸。

6. 肓俞

【定位】在腹部,脐中旁开0.5寸。

【解剖】浅层布有脐周静脉网,第9、第10、第11胸神经前支的前皮支及伴行的动、静脉。深层有腹壁下动、静脉吻合形成的动、静脉网,第9、第10、第11胸神经前支的肌支及相应的肋间动、静脉。

【主治】①腹痛,腹胀,呕吐,泄泻,便秘;②月经不调,疝气,

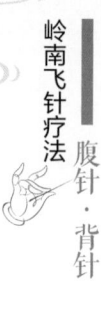

腰脊痛。

【操作】直刺1~1.5寸。可灸。

7. 商曲

【定位】在上腹部,脐中上2寸,前正中线旁开0.5寸。

【解剖】浅层布有腹壁浅静脉,第8、第9、第10胸神经前支的前皮支及伴行的动、静脉。深层有腹壁上动、静脉的分支或属支,第8、第9、第10胸神经前支的肌支及相应的肋间动、静脉。

【主治】腹痛,泄泻,便秘。

【操作】直刺1~1.5寸。可灸。

8. 石关

【定位】在上腹部,脐中上3寸,前正中线旁开0.5寸。

【解剖】浅层布有腹壁浅静脉,第7、第8、第9胸神经前支的前皮支及伴行的动、静脉。深层有腹壁上动、静脉的分支或属支,第7、第8、第9胸神经前支的肌支及相应的肋间动、静脉。

【主治】①呕吐,腹痛,便秘;②不孕,月经不调,痛经。

【操作】直刺1~1.5寸。可灸。

9. 阴都

【定位】在上腹部,脐中上4寸,前正中线旁开0.5寸。

【解剖】浅层布有腹壁浅静脉,第7、第8、第9胸神经前支的前皮支及伴行的动、静脉。深层有腹壁上动、静脉的分支或属支,第7、第8、第9胸神经前支的肌支及相应的肋间动、静脉。

【主治】①腹痛,腹胀,便秘;②不孕。

【操作】直刺1~1.5寸。可灸。

10. 腹通谷

【定位】在上腹部,脐中上5寸,前正中线旁开0.5寸。

【解剖】浅层布有腹壁浅静脉,第6、第7、第8胸神经前支的前皮支及伴行的动、静脉。深层有腹壁上动、静脉的分支或属支,第6、第7、第8胸神经前支的肌支及相应的肋间动、静脉。

【主治】①腹痛，腹胀，呕吐；②心痛，心悸。
【操作】直刺0.5～1寸。可灸。

11. 幽门
【定位】在上腹部，脐中上6寸，前正中线旁开0.5寸。
【解剖】浅层布有腹壁浅静脉，第6、第7、第8胸神经前支的前皮支及伴行的动、静脉。深层有腹壁上动、静脉的分支或属支，第6、第7、第8胸神经前支的肌支及相应的肋间动、静脉。
【主治】腹痛，腹胀，呕吐，泄泻。
【操作】直刺0.5～0.8寸。可灸。

（五）足厥阴肝经（共2穴）

1. 急脉
【定位】在腹股沟区，横平耻骨联合上缘，前正中线旁开2.5寸。
【解剖】浅层布有股神经前皮支、大隐静脉、腹股沟浅淋巴结。深层有阴部外动、静脉，旋股内侧动、静脉的分支或属支，闭孔神经前支等。
【主治】少腹痛，疝气，阴挺。
【操作】避开动脉，直刺0.5～1寸。可灸。

2. 章门
【定位】在侧腹部，在第11肋游离端的下际。
【解剖】浅层布有第10、第11胸神经前支的外侧皮支，胸腹壁浅静脉的属支。深层有第10、第11胸神经，肋间后动、静脉分支或属支。
【主治】①腹痛，腹胀，肠鸣，腹泻，呕吐；②胁痛，黄疸，痞块，小儿疳积。
【操作】直刺0.8～1寸。可灸。

（六）任脉（共14穴）

1. 曲骨
【定位】在下腹部，耻骨联合上缘，前正中线上。

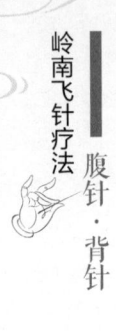

【解剖】浅层主要有髂腹下神经前皮支，腹壁浅静脉的属支。深层主要有髂腹下神经的分支。

【主治】①少腹满痛，小便不利，遗尿；②遗精，阳痿；③月经不调，痛经，赤白带下。

【操作】直刺1～1.5寸；本穴深部为膀胱，应在排尿后针刺。可灸。孕妇慎用。

2. 中极

【定位】在下腹部，脐中下4寸，前正中线上。

【解剖】浅层主要布有髂腹下神经前皮支，腹壁浅动、静脉的分支或属支。深层主要有髂腹下神经的分支。

【主治】①少腹满痛，小便不利，遗尿；②遗精，阳痿；③月经不调，痛经，赤白带下。

【操作】直刺1～1.5寸；本穴深部为膀胱，应在排尿后针刺。可灸。孕妇慎用。

3. 关元

【定位】在下腹部，脐中下3寸，前正中线上。

【解剖】浅层主要布有第12胸神经前支的前皮支，腹壁浅动、静脉的分支或属支。深层主要有第12胸神经前支的分支。

【主治】①中风脱证，虚劳冷惫，羸瘦无力；②少腹疼痛，腹泻，痢疾，脱肛，疝气；③遗精，阳痿，早泄，尿闭，尿频；④月经不调，带下，痛经，经闭，崩漏，带下，阴挺。本穴有强壮作用，为保健要穴。

【操作】直刺1～1.5寸。可灸。孕妇慎用。

4. 石门

【定位】在下腹部，脐中下2寸，前正中线上。

【解剖】浅层主要布有第11胸神经前支的前皮支，腹壁浅静脉的属支。深层主要有第11胸神经前支的分支。

【主治】①腹痛，泄泻，痢疾；②小便不利，疝气，奔豚，水肿；③遗精，阳痿；④经闭，带下，崩漏。

【操作】直刺1～1.5寸。可灸。孕妇慎用。

5. 气海

【定位】在下腹部，脐中下1.5寸，前正中线上。

【解剖】浅层主要布有第11胸神经前支的前皮支，脐周静脉网。深层主要有第11胸神经前支的分支。

【主治】①中风脱证，形体羸瘦，脏气衰惫，乏力；②腹痛，泄泻，痢疾，便秘；③小便不利，遗尿；④遗精，阳痿，滑精；⑤月经不调，闭经，崩漏，带下，阴挺；⑥水肿，气喘。本穴有强壮作用，为保健要穴。

【操作】直刺1～1.5寸。可灸。孕妇慎用。

6. 阴交

【定位】在下腹部，脐中下1寸，前正中线上。

【解剖】浅层主要布有第11胸神经前支的前皮支，脐周静脉网。深层主要有第11胸神经前支的分支。

【主治】①腹痛，泄泻，水肿，小便不利；②月经不调，崩漏，带下。

【操作】直刺1～1.5寸。可灸。孕妇慎用。

7. 神阙

【定位】在脐区，脐中央。

【解剖】浅层主要布有第10胸神经前支的前皮支，腹壁脐周静脉网。深层有第10胸神经前支的分支。

【主治】①中风脱证，虚脱，形寒神惫，尸厥，风痫；②腹痛，腹胀，泄泻，痢疾，便秘，脱肛；③水肿，鼓胀，小便不利。

【操作】一般不针刺，多用艾炷隔盐灸法。

8. 水分

【定位】在上腹部，脐中上1寸，前正中线上。

【解剖】浅层主要布有第9胸神经前支的前皮支，腹壁浅静脉属支。深层有第9胸神经前支的分支。

【主治】①泄泻，腹痛，反胃，吐食；②水肿，小便不通。

【操作】直刺1～1.5寸。水病多用灸法。

9. 下脘

【定位】在上腹部，脐中上2寸，前正中线上。

【解剖】浅层主要布有第9胸神经前支的前皮支，腹壁浅静脉属支。深层有第9胸神经前支的分支。

【主治】①腹痛，腹胀，食谷不化，呕逆，泄泻；②小儿疳积，痞块。

【操作】直刺1～1.5寸。可灸。

10. 建里

【定位】在上腹部，脐中上3寸，前正中线上。

【解剖】浅层主要布有第8胸神经前支的前皮支，腹壁浅静脉属支。深层有第9胸神经前支的分支。

【主治】①胃痛，呕吐，食欲不振；②腹胀，腹痛；③水肿。

【操作】直刺1～1.5寸。可灸。

11. 中脘

【定位】在上腹部，脐中上4寸，前正中线上。

【解剖】浅层主要布有第8胸神经前支的前皮支，腹壁浅静脉的属支。深层有第8胸神经前支的分支。

【主治】①胃痛，呕吐，吞酸，呃逆；②腹胀，腹痛，泄泻；③疳积，黄疸；④癫狂，失眠。

【操作】直刺1～1.5寸。可灸。

12. 上脘

【定位】在上腹部，脐中上5寸，前正中线上。

【解剖】浅层主要布有第7胸神经前支的前皮支，腹壁浅静脉的属支。深层有第7胸神经前支的分支。

【主治】①胃痛，纳呆，腹胀，腹痛，呕吐，呃逆；②癫痫。

【操作】直刺1～1.5寸。可灸。

13. 巨阙

【定位】在上腹部，脐中上6寸，前正中线上。

【解剖】浅层主要布有第7胸神经前支的前皮支，腹壁的浅静脉。深层有第7胸神经前支的分支。

【主治】①胸闷，胸痛，心痛，心悸；②呕吐，腹胀；③癫狂痫。

【操作】直刺0.3～0.6寸。不可深刺，以免伤及肝脏。可灸。

14. 鸠尾

【定位】在上腹部，剑胸结合下1寸，前正中线上。

【解剖】浅层主要布有第7胸神经前支的前皮支。深层有第7胸神经前支的分支。

【主治】①胸闷，胸痛，心痛，心悸；②呃逆，呕吐；③癫狂痫。

【操作】直刺0.3～0.6寸。可灸。

（七）经外奇穴（共2穴）

1. 子宫

【定位】在下腹部，脐中下4寸，前正中线旁开3寸。

【解剖】浅层主要布有髂腹下神经的外侧皮支，腹壁浅静脉。深层主要有髂腹下神经的分支，腹壁下动、静脉的分支或属支。

【主治】①月经不调、痛经、崩漏、不孕、子宫脱垂、阴挺等妇科疾病；②腰痛。

【操作】直刺0.8～1.2寸。

2. 三角灸

【定位】在下腹部，以患者两口角之间的长度为一边，作等边三角形，将顶角置于患者脐心，底边呈水平线，两底角处取穴。

【解剖】在腹直肌中，穴区有腹壁下动、静脉，第10肋间神经。

【主治】①疝气；②腹痛。

【操作】艾炷灸5～7壮。

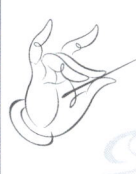

第三章 背部解剖与经络分布

第一节　背部体表解剖

一、背部表面分区

背部是脊柱和两侧的软组织区域，从上到下分为颈部、胸部、腰部和骶尾部。颈部的上限是脊柱区域的上限，下限是第7颈椎棘突与两侧肩峰的连线；常"颈项"合称或以"项""项部"特指颈的后部。胸部的上限是颈部的下限，下限是第12胸椎棘突经第12肋骨下缘至第11肋骨前部的连线。腰部的上限是胸部的下限，下限是髂嵴的后部和两侧髂后上棘的连线。骶尾部的上限是骶髂关节及第5腰椎和骶骨的交界处，下限是尾骨的末端。

二、背部的体表标志

背部的体表标志见图17。

（1）背正中沟：为背部正中纵行的浅沟，在沟底可触及各椎骨的棘突。头俯下时，平肩处可摸到显著突起的第7颈椎棘突。脊柱下端可摸到尾骨尖和骶角。

（2）竖脊肌：在背正中沟的两侧，呈纵行隆起。

（3）肩胛骨：位于皮下，可以摸到肩胛冈、肩峰和上、下角。肩胛冈内侧端平第3胸椎棘突，上角对第2肋，下角对第7肋或平第7肋间隙。

（4）髂嵴：位于皮下，其最高点约平第4腰椎棘突。

（5）斜方肌：此肌自颈部后正中线及胸椎棘突向肩峰伸展，呈三角形，一般不明显，做动作时略可辨认。

（6）背阔肌：位于胸侧部及背的下半部分，运动时可辨认其轮廓。

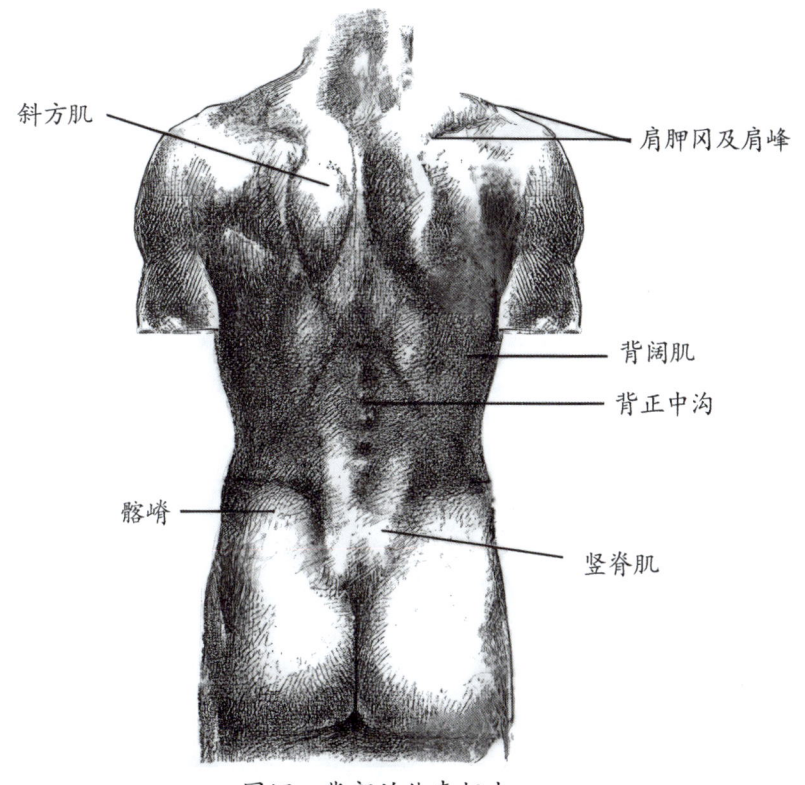

图17 背部的体表标志

三、背部重要脏器的体表投影

以下主要叙述胸部及腰部重要脏器的体表投影。胸部及腰部位置浅表的重要脏器分别为肺和肾。

（1）肺：为胸腔内器官。肺尖的体表投影位于锁骨内侧段上方2～3cm处。肺下缘的体表投影两肺大致相同。在锁骨中线上与第6肋相交，在腋中线上与第8肋相交，在肩胛线上与第10肋相交（上述胸部划线与肋的相交部位从前向后依次低两个肋的位置），在接近脊柱时平第10胸椎棘突。

（2）肾：位于腰部脊柱两侧，腹膜后间隙内，为腹膜外器官。左肾在第11胸椎椎体下缘至第2～3腰椎椎间盘，右肾则在第12胸椎椎体上缘至第3腰椎椎体上缘。两肾上端相距较近，距后正中线平均为3.8cm；下端相距较远，距后正中线平均为7.2cm。左、右两侧的第12肋分别斜过左肾后面中部和右肾后面上部。肾门约在第1腰椎椎体平面，相当于第9肋软骨前端高度，距后正中线约5cm。肾门的体表投影位于竖脊肌外侧缘与第12肋的夹角处，称肾区。

第二节　背部分层局部解剖

一、皮肤

皮肤覆盖全身表面，是人体最大的器官之一，约占体重的16%。成年人皮肤面积为1.2~2m^2。全身各处皮肤的厚度不同，背部、手掌和足底等处的皮肤最厚，腋窝和面部的皮肤最薄，平均厚度为0.5~4mm。皮肤是人体最外层的保护膜，结构比较复杂，由外往里分为：表皮层、真皮层。表皮层在皮肤表面，又可分为角质层和生发层两个部分。已经角质化的细胞组成角质层，脱落后就成为皮屑。生发层细胞不断分裂，能补充脱落的角质层。生发层有黑色素细胞，产生的黑色素可以防止紫外线损伤内部组织。表皮层属复层扁平上皮，真皮层则是致密结缔组织，有许多弹力纤维和胶原纤维，故有弹性和韧性。真皮层比表皮层厚，有丰富的血管和神经。皮肤下面有皮下组织，皮下组织属疏松结缔组织，有大量脂肪细胞。皮肤还有毛发、汗腺、皮脂腺、指（趾）甲等许多附属物。

二、浅筋膜、深筋膜

1. 浅筋膜

浅筋膜属疏松结缔组织，内有纤维交织且富有脂肪，遍布全身皮下。项部的浅筋膜较厚且致密，使皮肤与深部结构连接紧密，其他部位的浅筋膜则较疏松且富有弹性。浅筋膜内有浅动脉、浅静脉、浅淋巴管及皮神经分布。

2. 深筋膜

深筋膜又称固有筋膜，是位于浅筋膜深面并包裹着肌肉的纤维组织膜。颈部和胸部的深筋膜较薄弱，骶尾部的深筋膜与骶骨背面的骨膜相贴。腰部的深筋膜分为浅、中、深层，合称胸腰筋膜。浅层位于竖脊肌的后面，内侧附于棘上韧带，外侧附于肋角，向下附于髂嵴，也是背阔肌的起始腱膜；中层分隔竖脊肌和腰方肌，中层和浅层在竖脊肌外缘会合，构成竖脊肌鞘；深层覆盖腰方肌的前面。3层筋膜在腰方肌外缘会合而成腹内斜肌和腹横肌的起点。

三、肌层

背肌位于躯干背面，可分为背浅肌和背深肌两群。

1. 背浅肌

背浅肌分为两层，均起自脊柱的不同部位，止于上肢带骨或自由上肢骨。浅层有斜方肌和背阔肌，浅层深面有肩胛提肌和菱形肌。

（1）斜方肌：位于背上部的浅层，为三角形的扁肌，左右两侧合在一起呈斜方形。起自上项线、枕外隆凸、项韧带、第7颈椎及全部胸椎棘突。上部的肌束斜向外下方，中部的平行向外，下部的斜向外上方；止于锁骨外侧1/3、肩峰和肩胛冈。作用是使肩胛骨向脊柱靠拢，上部肌束可上提肩胛骨，下部肌束使肩胛骨下降。如果肩胛骨固定，一侧肌收缩可使颈向同侧屈、脸转向对侧，两侧肌收缩可使头后仰。该肌瘫痪时，产生"塌肩"。

（2）背阔肌：位于胸侧部及背的下半部分，为全身最大的扁肌，以腱膜起自下6个胸椎的棘突、全部腰椎棘突、骶正中嵴及髂嵴后部等处，肌束向外上方集中，以扁腱止于肱骨小结节嵴。作用是使肱骨内收、旋内和后伸。当上肢上举固定时，可引体向上。

（3）肩胛提肌：位于颈部两侧，斜方肌深面。起自第1～4颈椎的横突，止于肩胛骨上角。作用是上提肩胛骨并使肩胛骨下角转向内，如肩胛骨固定可使颈向同侧屈。

（4）菱形肌：位于斜方肌的深面，为菱形的扁肌。起自第6、第7颈椎和第1~4胸椎的棘突，肌束行向下外，止于肩胛骨的内侧缘。作用是牵引肩胛骨向内上并向脊柱靠拢。

2. 背深肌

背深肌在脊柱两侧排列，分为长肌和短肌。长肌位置较浅，主要有竖脊肌和夹肌；短肌位于深部，有枕下肌、棘间肌、横突间肌、肋提肌等。背深部的长、短肌对维持人体直立姿势起着重要作用，短肌还与脊柱的韧带一起保持各椎骨之间的稳固连接。

（1）竖脊肌：纵列于躯干的背面、脊柱两侧的沟内，为背肌中最长、最大的肌。起自骶骨背面和髂嵴的后部，向上分出3群肌束，沿途止于椎骨和肋骨，向上可达颞骨乳突。作用是使脊柱后伸和仰头，一侧肌收缩，使脊柱侧屈。

（2）夹肌：位于斜方肌、菱形肌的深面。起自项韧带下部、第7颈椎棘突和上部胸椎棘突，向上外止于颞骨乳突和第1~3颈椎横突。作用是一侧肌收缩，使头转向同侧，两侧肌同时收缩，可使头后仰。

（3）枕下肌：枕骨下肌群是颈后上部最深层的肌肉群，位于枕骨的下方，分别有头后大直肌、头后小直肌、头上斜肌、头下斜肌，共4对8块肌肉。枕下肌群共同作用可使上颈椎后伸。其中，头后大直肌、头下斜肌使头部向同侧旋转，头上斜肌使头部向同侧侧屈。

（4）棘间肌：位于相邻棘突间，起点和止点均在棘突间。棘间肌于颈部较为发达，胸部和腰部均存在棘间肌（由脊神经后支支配）。收缩时可伸展脊柱，在身体抗重力直立时监控和维持前后向姿势。

（5）横突间肌：起于椎骨横突，止于下位椎体横突。一侧的横突间肌可以在颈椎和腰椎区域产生向同侧的侧向弯曲。除此之外，它们的主要功能是充当可伸展韧带，从而在躯干运动期间稳定相邻椎体节段。

（6）肋提肌：是位于第7颈椎和第11胸椎之间的12对小而强壮的

三角形肌肉，每对肌肉均与相应的肋骨相连。肌纤维在向下和横向延伸时呈扇形散开。这些小肌肉在吸气时提升肋骨。肋提肌的主要功能是协助呼吸和维持脊柱的稳定性，肌肉的位置也使躯干产生轻微的旋转和侧屈。

四、深部血管、神经

背深部的血管主要来自体循环。深静脉位于深筋膜深面，与动脉伴行，引流范围与伴行动脉的分布范围大体一致。动脉主要来自体循环的锁骨下动脉、胸主动脉、腹主动脉的分支，尤其是胸主动脉和腹主动脉的壁支，供应背部各层组织。

五、脊柱、椎管、椎间盘和韧带

1. 脊柱

脊柱属于中轴骨，位于背部正中，由26块椎骨［包括颈椎7块、胸椎12块、腰椎5块、骶骨1块（由5块骶椎融合构成）、尾骨1块（由3～4块尾椎融合构成）］借韧带、关节及椎间盘连接而成，构成人体的中轴。

2. 椎管

椎管是骨纤维性管道，由游离椎骨的椎孔和骶骨的骶管连成的组织，上接枕骨大孔与颅腔相通，下达骶管裂孔而终。其内有脊髓、脊髓被膜、神经根、血管及少量结缔组织等。

3. 椎间盘

两个相邻椎骨的椎体之间的纤维软骨盘即为椎间盘。成年人有23个椎间盘。椎间盘由两个部分构成。中央部为髓核，是柔软而富有弹性的胶状物质；周围部为纤维环，由多层纤维软骨环按同心圆排列组成，富有韧性，牢固连于椎体上、下面，保护髓核并限制髓核向周围膨出。

4. 韧带

韧带包括前纵韧带、后纵韧带、黄韧带、棘间韧带、棘上韧带、项

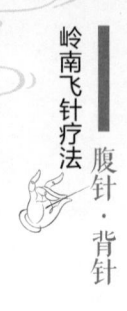

韧带和横突间韧带。

（1）前纵韧带：是椎体前面延伸的一束坚韧的纤维束，宽而坚韧，上自枕骨大孔前缘，下达第1或第2骶椎椎体。其纵行的纤维牢固地附着于椎体和椎间盘，有防止脊柱过度后伸和椎间盘向前脱出的作用。

（2）后纵韧带：位于椎管内椎体的后面，窄而坚韧。起自枢椎并与覆盖枢椎椎体的覆膜相连，下达骶骨。与椎间盘纤维环及椎体上下缘紧密连接，而与椎体结合较为疏松，有限制脊柱过度前屈的作用。

（3）黄韧带：位于椎管内，是相邻椎弓板间的韧带，由黄色的弹性纤维构成。黄韧带协助围成椎管，并有限制脊柱过度前屈的作用。

（4）棘间韧带：连接相邻棘突间的薄层纤维，附着于棘突根部到棘突尖。向前与黄韧带相移行，向后与棘上韧带相移行。

（5）棘上韧带和项韧带：棘上韧带是胸、腰、骶椎各棘突尖之间的纵行韧带，前方与棘间韧带相整合，有限制脊柱前屈的作用。而在颈部，从颈椎棘突尖向后扩展成三角形板状的弹性膜层，称为项韧带。

（6）横突间韧带：位于相邻椎骨横突间的纤维索，部分与横突间肌混合。

第三节　背部经络与常用腧穴

一、背部经络

（一）十二经脉

在十二正经中，循行经过背部的主要有2条：手太阳小肠经、足太阳膀胱经。手太阳小肠经循行经过肩背部，"小肠手太阳之脉……上循臑外后廉，出肩解，绕肩胛，交肩上，入缺盆……"。足太阳膀胱经循行经过背部第1和第2侧线，即后正中线旁开1.5寸和3寸，"膀胱足太阳之脉……其直者，从巅入络脑，还出别下项，循肩髆内，挟脊抵腰中，入循膂，络肾属膀胱……其支者，从髆内左右，别下贯胛，挟脊内，过髀枢……"。

（二）奇经八脉

从经脉循行来看，经过腹部的奇经八脉有督脉、冲脉、带脉、阳维脉、阳跷脉。督脉行于后正中线上，《素问·骨空论》载："督脉者，起于少腹以下骨中央。"《针灸甲乙经》云："督脉者……上巅，循额，至鼻柱。"《奇经八脉考》载："督乃阳脉之海……其脉起于肾下胞中……会于长强穴。在骶骨端与少阴会，并脊里上行……经素髎……入龈交。"分支如下。《素问·骨空论》载："督脉者……其少腹直上者……上系两目之下中央。" 冲脉与督脉、任脉同起于胞中，为十二经气血之要冲，《灵枢·动输》云："冲脉者……起于肾下，出于气街。"《素问·骨空论》云："冲脉者……并少阴之经，侠脐上行，至胸中而散。"《灵枢·五音五味》载："冲脉、任脉，皆起于胞中，上循背里。" 带脉横行腹部，"带脉者，起于季胁，回身一周"。阳维脉、阴维脉系诸阳经，主一身之表，《奇经八脉考》曰："阳维起于诸阳之会……抵少腹侧……循胁肋……与手足少阳、阳明五脉会于阳白……上至本神而止。"阳跷脉起于足，具有交通一身阴阳之气，调节肢体运动的作用，特别是与下肢运动密切相关，《奇经八脉考》云："阳跷者……其脉起于跟中，出于外踝下足太阳申脉穴……循胁后髀，上会手太阳、阳维于臑俞……上人迎，夹口吻……至目内眦……会于睛明……下耳后，入风池而终。"

（三）十二经别

十二经别中经过背部的有2条。

（1）足太阳经别：从足太阳经脉的腘窝部分出，其中一条支脉在骶骨下5寸处别行进入肛门，上行归属膀胱，散布联络肾脏，沿脊柱两旁的肌肉到心脏后散布于心脏内；直行的一条支脉，从脊柱两旁的肌肉处继续上行，浅出项部，脉气仍注入足太阳本经。

（2）足少阴经别：从足少阴经脉的腘窝部分出，与足太阳经别相合并行，上至肾，在十四椎（第2腰椎）处分出，归属带脉；直行的一条继续上行，系舌根，再浅出项部，脉气注入足太阳经别。

（四）十五络脉

散布于背部的络脉有2条。

（1）督脉络脉：从长强处分出，挟脊柱两旁上行到项部，散布在头上；下行的络脉从肩胛部开始，从左右别走足太阳经，进入脊柱两旁的肌肉。

（2）足少阴络脉：从大钟处分出，在内踝后绕过足跟，走向足太阳经；其支脉与本经相并上行，走到心包下，外行通贯腰脊。

（五）十二经筋

十二经筋中经过背部的有4条。

（1）手阳明经筋："手阳明之筋……其支者，绕肩胛，挟脊；直者，从肩髃上颈；其支者，上颊，结于颃……"

（2）足太阳经筋："足太阳之筋，起于足小指上，结于踝……上腘中内廉，与腘中并上结于臀，上挟脊上项……其支者，从腋后外廉，结于肩髃……"

（3）足少阴经筋："足少阴之筋，起于小指之下，并足太阴之筋邪走内踝之下，结于踵，与太阳之筋合而上结于内辅之下，并太阴之筋而上循阴股，结于阴器，循脊内挟膂，上至项，结于枕骨，与足太阳之筋合。"

（4）手太阳经筋："手太阳之筋，起于小指之上，结于腕，上循臂内廉，结于肘内锐骨之后，弹之应小指之上，入结于腋下；其支者，后走腋后廉，上绕肩胛，循颈出走太阳之前，结于耳后完骨；其支者，入耳中；直者，出耳上，下结于颔，上属目外眦……本支者，上曲牙，循耳前，属目外眦，上颔，结于角。"

（六）十二皮部

十二皮部，是指与十二经脉相应的皮肤部分，属十二经脉及其络脉的散布部位。体表皮肤按手、足三阴三阳划分，即形成十二皮部。这是十二经脉功能活动于体表的反应部位，也是络脉之气散布之所在。由于皮部位于人体最外层，所以是机体的卫外屏障。《素问·皮部论》说："皮者脉之部也，邪客于皮则腠理开，开则邪入客于络脉，络脉满则注于经脉，经脉满则入舍于腑脏也。"这样，皮—络—经—腑—脏，成为疾病传变的层次；而脏腑、经络的病变也可反映到皮部。因此，通过外部的诊察和施治可推断和治疗内部的疾病。临床上的皮肤针、刺络、敷贴等疗法，就是皮部理论的应用。皮部的分区与络脉分布是一致的。在背部，有2条皮部分布，即足太阳经皮部（督脉合于太阳）和手太阳经皮部。

二、背部常用腧穴

（一）督脉（共14穴）

1. 长强

【定位】在会阴，尾骨下方，尾骨端与肛门连线的中点处。取法：采用胸膝位或侧卧位取之。

【解剖】皮肤→皮下组织→肛尾韧带。浅层主要布有尾神经的后支。深层有阴部神经的分支，肛神经，阴部内动、静脉的分支或属支，肛动、静脉。

【主治】①泄泻，便秘，便血，痔疾，脱肛；②癫狂，小儿惊风；③腰痛，骶尾骨痛。

【操作】斜刺。针尖向上，与骶骨平行，刺入0.5～1寸。不得刺穿直肠，以防感染。

2. 腰俞

【定位】在骶尾部，正对骶管裂孔，后正中线上。说明：臀裂正上方的小凹陷即骶管裂孔。

【解剖】皮肤→皮下组织→骶尾背侧韧带→骶管。浅层主要布有第5骶神经的后支。深层有尾丛。

【主治】①月经不调；②痔疾；③脊背强痛，下肢痿痹。

【操作】向上斜刺0.5～1寸。

3. 腰阳关

【定位】在腰部，第4腰椎棘突下凹陷中，后正中线上。取法：两髂嵴最高点连线的中点下方凹陷处。

【解剖】皮肤→皮下组织→棘上韧带→棘间韧带→弓间韧带。浅层主要布有第4腰神经后支的内侧支和伴行的动、静脉。深层有棘突间的椎外（后）静脉丛，第4腰神经后支的分支和第4腰动、静脉的背侧支的分支或属支。

【主治】①月经不调，遗精，阳痿；②腰骶痛。

【操作】直刺0.5～1寸。

4. 命门

【定位】在腰部，第2腰椎棘突下凹陷中，后正中线上。

【解剖】皮肤→皮下组织→棘上韧带→棘间韧带→弓间韧带。浅层主要布有第2腰神经后支的内侧支和伴行的动、静脉。深层有棘突间的椎外（后）静脉丛，第2腰神经后支的分支和第2腰动、静脉背侧支的分支或属支。

【主治】①腰痛，少腹痛，脊强；②赤白带下，阳痿；③下肢痿痹。

【操作】直刺0.5～1寸。

5. 悬枢

【定位】在腰部，第1腰椎棘突下凹陷中，后正中线上。

【解剖】皮肤→皮下组织→棘上韧带→棘间韧带。浅层主要布有第1腰神经后支的内侧支和伴行的动、静脉。深层有棘突间的椎外（后）静脉丛，第1腰神经后支的分支和第1腰动、静脉背侧支的分支或属支。

【主治】①腹痛，泄泻；②腰脊痛。

【操作】直刺0.5～1寸。

6. 脊中

【定位】在背部，第11胸椎棘突下凹陷中，后正中线上。

【解剖】皮肤→皮下组织→棘上韧带→棘间韧带。浅层主要布有第11胸神经后支的内侧皮支和伴行的动、静脉。深层有棘突间的椎外（后）静脉丛、第11胸神经后支的分支和第11肋间后动、静脉背侧支的分支或属支。

【主治】①泄泻，黄疸；②癫痫；③脊背强痛。

【操作】斜刺0.5～1寸。

7. 中枢

【定位】在背部，第10胸椎棘突下凹陷中，后正中线上。

【解剖】皮肤→皮下组织→棘上韧带→棘间韧带。浅层主要布有第10胸神经后支的内侧皮支和伴行的动、静脉。深层有棘突间的椎外（后）静脉丛，第10胸神经后支的分支和第10肋间后动、静脉背侧支的分支或属支。

【主治】脊背强痛。

【操作】斜刺0.5～1寸。

8. 筋缩

【定位】在背部，第9胸椎棘突下凹陷中，后正中线上。

【解剖】皮肤→皮下组织→棘上韧带→棘间韧带。浅层主要布有第9胸神经后支的内侧皮支和伴行的动、静脉。深层有棘突间的椎外（后）静脉丛，第9胸神经后支的分支和第9肋间后动、静脉背侧支的分支或属支。

【主治】①小儿惊风，抽搐，癫狂痫，目上视；②脊强。

【操作】斜刺0.5～1寸。

9. 至阳

【定位】在背部，第7胸椎棘突下凹陷中，后正中线上。取法：两肩胛骨下角连线的中点处。

【解剖】皮肤→皮下组织→棘上韧带→棘间韧带。浅层主要布有第7胸神经后支的内侧皮支和伴行的动、静脉。深层有棘突间的椎外（后）静脉丛，第7胸神经后支的分支和第7肋间后动、静脉背侧支的分支或属支。

【主治】①黄疸；②身重；③脊背强痛。

【操作】斜刺0.5～1寸。

10. 灵台

【定位】在背部，第6胸椎棘突下凹陷中，后正中线上。

【解剖】皮肤→皮下组织→棘上韧带→棘间韧带。浅层主要布有第6胸神经后支的内侧皮支和伴行的动、静脉。深层有棘突间的椎外（后）静脉丛，第6胸神经后支的分支和第6肋间后动、静脉背侧支的分支或属支。

【主治】①咳嗽，气喘；②脊痛，颈项强痛。

【操作】斜刺0.5～1寸。

11. 神道

【定位】在背部，第5胸椎棘突下凹陷中，后正中线上。

【解剖】皮肤→皮下组织→棘上韧带→棘间韧带。浅层主要布有第5胸神经后支的内侧皮支和伴行的动、静脉。深层有棘突间的椎外（后）静脉丛，第5胸神经后支的分支和第5肋间后动、静脉背侧支的分支或属支。

【主治】①悲愁，惊悸，健忘；②寒热，头痛，疟疾；③小儿惊风；④脊背强痛。

【操作】斜刺0.5～1寸。

12. 身柱

【定位】在背部，第3胸椎棘突下凹陷中，后正中线上。

【解剖】皮肤→皮下组织→棘上韧带→棘间韧带。浅层主要布有第3胸神经后支的内侧皮支和伴行的动、静脉。深层有棘突间的椎外（后）静脉丛，第3胸神经后支的分支和第3肋间后动、静脉背侧支的分支或属支。

【主治】①咳嗽，气喘；②身热，癫狂，惊风，瘛疭；③脊背强痛。

【操作】斜刺0.5~1寸。

13. 陶道

【定位】在背部，第1胸椎棘突下凹陷中，后正中线上。注：第7颈椎向下1个棘突，在棘突下凹陷中。

【解剖】皮肤→皮下组织→棘上韧带→棘间韧带。浅层主要布有第1胸神经后支的内侧皮支和伴行的动、静脉。深层有棘突间的椎外（后）静脉丛，第1胸神经后支的分支和第1肋间后动、静脉背侧支的分支或属支。

【主治】①寒热，疟疾，骨蒸；②脊强。

【操作】斜刺0.5~1寸。

14. 大椎

【定位】第7颈椎棘突下凹陷中，后正中线上。

【解剖】皮肤→皮下组织→棘上韧带→棘间韧带。浅层主要布有第8颈神经后支的内侧支和棘突间皮下静脉丛。深层有棘突间的椎外（后）静脉丛和第8颈神经后支的分支。

【主治】①热病，疟疾，寒热；②咳嗽，气喘，骨蒸；③脊痛，颈项强痛。

【操作】斜刺0.5~1寸。

（二）足太阳膀胱经（共39穴）

1. 大杼

【定位】在背部，第1胸椎棘突下，后正中线旁开1.5寸。

【解剖】皮肤→皮下组织→斜方肌→菱形肌→上后锯肌→颈夹肌→竖脊肌。浅层布有第1、第2胸神经后支的内侧皮支和伴行的肋间后动、静脉背侧支的内侧皮支。深层有第1、第2胸神经后支的肌支和相应的肋间后动、静脉背侧支的分支等。

【主治】①咳嗽，气喘；②发热；③颈项强痛，肩脊痛。

【操作】斜刺0.5~0.8寸；不宜直刺、深刺。

2. 风门

【定位】在背部，第2胸椎棘突下，后正中线旁开1.5寸。

【解剖】皮肤→皮下组织→斜方肌→菱形肌→上后锯肌→颈夹肌→竖脊肌。浅层布有第2、第3胸神经后支的内侧皮支和伴行的肋间后动、静脉背侧支的内侧皮支。深层有第2、第3胸神经后支的肌支和相应的肋间后动、静脉背侧支的分支等。

【主治】①咳嗽，发热，头痛，鼻塞，鼻流清涕；②颈项强痛，脊痛。

【操作】斜刺0.5~0.8寸；不宜直刺、深刺。

3. 肺俞

【定位】在背部，第3胸椎棘突下，后正中线旁开1.5寸。

【解剖】皮肤→皮下组织→斜方肌→菱形肌→上后锯肌→竖脊肌。浅层布有第3、第4胸神经后支的内侧皮支和伴行的肋间后动、静脉背侧支的内侧皮支。深层有第3、第4胸神经后支的肌支和相应的肋间后动、静脉背侧支的分支或属支。

【主治】①咳嗽，气喘，肺痨，咳血，潮热，盗汗；②小儿龟背。

【操作】斜刺0.5~0.8寸；不宜直刺、深刺。

4. 厥阴俞

【定位】在背部，第4胸椎棘突下，后正中线旁开1.5寸。

【解剖】皮肤→皮下组织→斜方肌→菱形肌→竖脊肌。浅层布有第4、第5胸神经后支的内侧皮支和伴行的肋间后动、静脉背侧支。深层有第4、第5胸神经后支的肌支和相应的肋间后动、静脉背侧支的分支或属支。

【主治】①心痛，胸闷；②咳嗽；③呕吐。

【操作】斜刺0.5~0.8寸；不宜直刺、深刺。

5. 心俞

【定位】在背部，第5胸椎棘突下，后正中线旁开1.5寸。

【解剖】皮肤→皮下组织→斜方肌→菱形肌下缘→竖脊肌。浅层布有第5、第6胸神经后支的内侧皮支及伴行的动、静脉。深层有第5、第6胸神经后支的肌支和相应的肋间后动、静脉背侧支的分支或属支。

【主治】①心痛，惊悸，失眠，健忘，梦遗；②咳嗽，咳血，盗汗；③癫痫。

【操作】斜刺0.5～0.8寸；不宜直刺、深刺。

6. 督俞

【定位】在背部，第6胸椎棘突下，后正中线旁开1.5寸。

【解剖】皮肤→皮下组织→斜方肌→竖脊肌。浅层布有第6、第7胸神经后支的内侧皮支和伴行的动、静脉。深层有第6、第7胸神经后支的肌支和相应的肋间后动、静脉背侧支的分支或属支。

【主治】①心痛；②腹痛，腹胀，肠鸣，气逆。

【操作】斜刺0.5～0.8寸；不宜直刺、深刺。

7. 膈俞

【定位】在背部，第7胸椎棘突下，后正中线旁开1.5寸。

【解剖】皮肤→皮下组织→斜方肌→背阔肌→竖脊肌。浅层布有第7、第8胸神经后支的内侧皮支和伴行的动、静脉。深层有第7、第8胸神经后支的肌支和相应肋间后动、静脉背侧支的分支或属支。

【主治】①呕吐，呃逆，吐血；②气喘。

【操作】斜刺0.5～0.8寸。

8. 肝俞

【定位】在背部，第9胸椎棘突下，后正中线旁开1.5寸。

【解剖】皮肤→皮下组织→斜方肌→背阔肌→下后锯肌→竖脊肌。浅层布有第9、第10胸神经后支的皮支和伴行的动、静脉。深层有第9、第10胸神经后支的肌支和相应的肋间后动、静脉的分支或属支。

【主治】①胁痛，黄疸；②目赤，目视不明，夜盲，流泪；③吐血；④癫狂痫。

【操作】斜刺0.5～0.8寸；不宜直刺、深刺。

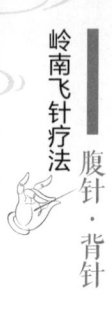

9. 胆俞

【定位】在背部，第10胸椎棘突下，后正中线旁开1.5寸。

【解剖】皮肤→皮下组织→斜方肌→背阔肌→下后锯肌→竖脊肌。浅层布有第10、第11胸神经后支的皮支和伴行的动、静脉。深层有第10、第11胸神经后支的肌支和相应的肋间后动、静脉的分支或属支。

【主治】呕吐，口苦，黄疸，胁痛。

【操作】斜刺0.5~0.8寸；不宜直刺、深刺。

10. 脾俞

【定位】在背部，第11胸椎棘突下，后正中线旁开1.5寸。

【解剖】皮肤→皮下组织→背阔肌→下后锯肌→竖脊肌。浅层布有第11、第12胸神经后支的皮支和伴行的动、静脉。深层有第11、第12胸神经后支的肌支和相应的肋间、肋下动、静脉的分支或属支。

【主治】①腹胀，呕吐，泄泻；②水肿，黄疸；③多食善饥，身瘦。

【操作】直刺0.5~1寸。

11. 胃俞

【定位】在背部，第12胸椎棘突下，后正中线旁开1.5寸。

【解剖】皮肤→皮下组织→胸腰筋膜浅层和背阔肌腱膜→竖脊肌。浅层布有第12胸神经和第1腰神经后支的皮支和伴行的动、静脉。深层有第12胸神经和第1腰神经后支的肌支和相应的动、静脉的分支或属支。

【主治】①胃痛，呕吐，腹胀，肠鸣；②多食善饥，身瘦。

【操作】直刺0.5~1寸。

12. 三焦俞

【定位】在腰部，第1腰椎棘突下，后正中线旁开1.5寸。

【解剖】皮肤→皮下组织→背阔肌腱膜和胸腰筋膜浅层→竖脊肌。浅层布有第1、第2腰神经后支的皮支及伴行的动、静脉。深层有第1、第2腰神经后支的肌支及相应腰动、静脉背侧支分支或属支。

【主治】①腹胀，呕吐，肠鸣，泄泻；②小便不利，水肿；③脊背强痛。

【操作】直刺0.5~1寸。

13. 肾俞

【定位】在腰部，第2腰椎棘突下，后正中线旁开1.5寸。

【解剖】皮肤→皮下组织→背阔肌腱膜和胸腰筋膜浅层→竖脊肌。浅层布有第2、第3腰神经后支的皮支及伴行的动、静脉。深层有第2、第3腰神经后支的肌支和相应腰动、静脉背侧支分支或属支。

【主治】①耳鸣，耳聋；②遗尿，遗精，阳痿，早泄，月经不调，带下，不孕；③多食善饥，身瘦；④腰痛。

【操作】直刺0.5~1寸。

14. 气海俞

【定位】在腰部，第3腰椎棘突下，后正中线旁开1.5寸。

【解剖】皮肤→皮下组织→背阔肌腱膜和胸腰筋膜浅层→竖脊肌。浅层布有第3、第4腰神经后支的皮支及伴行的动、静脉。深层有第3、第4腰神经后支的肌支和相应腰动、静脉分支或属支。

【主治】①腰痛，痛经；②痔疾。

【操作】直刺0.5~1寸。

15. 大肠俞

【定位】在腰部，第4腰椎棘突下，后正中线旁开1.5寸。

【解剖】皮肤→皮下组织→背阔肌腱膜和胸腰筋膜浅层→竖脊肌。浅层有第4、第5腰神经后支的皮支及伴行的动、静脉。深层有第4、第5腰神经后支的肌支和有关动、静脉的分支或属支。

【主治】①腹胀，腹痛，肠鸣，泄泻，便秘；②腰痛。

【操作】直刺0.5~1.2寸。

16. 关元俞

【定位】在腰部，第5腰椎棘突下，后正中线旁开1.5寸。

【解剖】皮肤→皮下组织→胸腰筋膜浅层→竖脊肌。浅层布有第5腰神经和第1骶神经后支的皮支及伴行的动、静脉。深层有第5腰神经后支的肌支。

【主治】①腹胀，泄泻；②尿频，遗尿，小便不利；③腰骶痛。

【操作】直刺0.5～1.2寸。

17. 小肠俞

【定位】在骶尾部，横平第1骶后孔，后正中线旁开1.5寸。

【解剖】皮肤→皮下组织→臀大肌内侧缘→竖脊肌腱。浅层布有臀中皮神经。深层布有臀下神经的属支和相应脊神经后支的肌支。

【主治】①遗精，遗尿，尿血，小便涩痛，疝气，带下；②泄泻；③腰骶痛。

【操作】直刺0.8～1.2寸。

18. 膀胱俞

【定位】在骶尾部，横平第2骶后孔，后正中线旁开1.5寸。

【解剖】皮肤→皮下组织→臀大肌→竖脊肌腱。浅层布有臀中皮神经。深层有臀下神经的属支和相应脊神经后支的肌支。

【主治】①小便不利，遗尿；②泄泻，便秘；③腰骶痛。

【操作】直刺0.8～1.2寸。

19. 中膂俞

【定位】在骶尾部，横平第3骶后孔，后正中线旁开1.5寸。

【解剖】皮肤→皮下组织→臀大肌→骶结节韧带。浅层布有臀中皮神经。深层有臀上动、静脉和臀下动、静脉的分支或属支及臀下神经的属支。

【主治】①腹胀，泄泻，痢疾；②腰骶痛。

【操作】直刺1～1.5寸。

20. 白环俞

【定位】在骶尾部，横平第4骶后孔，后正中线旁开1.5寸（骶管裂孔旁开1.5寸）。

【解剖】皮肤→皮下组织→臀大肌→骶结节韧带→梨状肌。浅层布有臀中皮神经和臀下皮神经。深层有臀上动、静脉和臀下动、静脉的分支或属支，骶神经丛，骶静脉丛。

【主治】①遗尿，遗精白浊，赤白带下，月经不调；②腰骶痛。

【操作】直刺1~1.5寸。

21. 上髎

【定位】在骶尾部，正对第1骶后孔中。

【解剖】皮肤→皮下组织→胸腰筋膜浅层→竖脊肌→第1骶后孔。浅层布有臀中皮神经。深层有第1骶神经和骶外侧动、静脉的后支。

【主治】①月经不调，带下，阴挺，阴疝；②腰骶痛。

【操作】直刺1~1.5寸。

22. 次髎

【定位】在骶尾部，正对第2骶后孔中。取法：髂后上棘与第2骶椎棘突连线的中点凹陷处，即第2骶后孔。

【解剖】皮肤→皮下组织→竖脊肌→第2骶后孔。浅层布有臀中皮神经。深层有第2骶神经和骶外侧动、静脉的后支。

【主治】①月经不调，痛经，带下，遗精，小便不利，疝气；②腰痛，下肢痿痹。

【操作】直刺1~1.5寸。

23. 中髎

【定位】在骶尾部，正对第3骶后孔中。

【解剖】皮肤→皮下组织→臀大肌→竖脊肌。浅层布有臀中皮神经。深层有第3骶神经和骶外侧动、静脉的后支。

【主治】①月经不调，带下，小便不利；②便秘，泄泻；③腰骶痛。

【操作】直刺1~1.5寸。

24. 下髎

【定位】在骶尾部，正对第4骶后孔中。说明：横平骶管裂孔。

【解剖】皮肤→皮下组织→臀大肌→竖脊肌。浅层布有臀中皮神经。深层有臀上动、静脉和臀下动、静脉的分支或属支，臀下神经，第4骶神经，骶外侧动、静脉的后支。

【主治】①带下，便秘，便血，小便不利；②疝痛引小腹，腰痛。

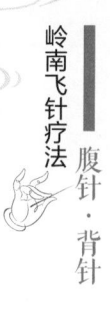

【操作】直刺1～1.5寸。

25. 会阳

【定位】在骶尾部，尾骨端旁开0.5寸。

【解剖】皮肤→皮下组织→臀大肌→肛提肌腱弓。浅层布有臀中皮神经。深层有臀下动、静脉的分支或属支和臀下神经。

【主治】①痔疾，痢疾；②阳痿，带下。

【操作】直刺0.8～1.2寸。

26. 附分

【定位】在背部，第2胸椎棘突下，后正中线旁开3寸。

【解剖】皮肤→皮下组织→斜方肌→菱形肌→上后锯肌→竖脊肌。浅层布有第2、第3胸神经后支的皮支和伴行的动、静脉。深层有肩胛背神经，肩胛背动、静脉，第2、第3胸神经后支的肌支和相应的肋间后动、静脉背侧支的分支或属支。

【主治】肩脊拘急，颈项强痛，肘臂麻木。

【操作】斜刺0.5～0.8寸；不宜直刺、深刺。

27. 魄户

【定位】在背部，第3胸椎棘突下，后正中线旁开3寸。

【解剖】皮肤→皮下组织→斜方肌→菱形肌→上后锯肌→竖脊肌。浅层布有第3、第4胸神经后支的皮支和伴行的动、静脉。深层有肩胛背神经，肩胛背动、静脉，第3、第4胸神经后支的肌支和相应的肋间后动、静脉背侧支的分支或属支。

【主治】①咳嗽，气喘，肺痨；②肩脊痛，颈项强痛。

【操作】斜刺0.5～0.8寸；不宜直刺、深刺。

28. 膏肓

【定位】在背部，第4胸椎棘突下，后正中线旁开3寸。

【解剖】皮肤→皮下组织→斜方肌→菱形肌→竖脊肌。浅层布有第4、第5胸神经后支的皮支和伴行的动、静脉。深层有肩胛背神经，肩胛背动、静脉，第4、第5胸神经后支的肌支和相应的肋间后动、静脉背侧支的分支或属支。

【主治】①咳嗽，气喘，盗汗，肺痨；②遗精；③羸瘦虚损。

【操作】斜刺0.5～0.8寸；不宜直刺、深刺。

29. 神堂

【定位】在背部，第5胸椎棘突下，后正中线旁开3寸。

【解剖】皮肤→皮下组织→斜方肌→菱形肌→竖脊肌。浅层布有第5、第6胸神经后支的皮支和伴行的动、静脉。深层有肩胛背神经，肩胛背动、静脉，第5、第6胸神经后支的肌支和相应的肋间后动、静脉背侧支的分支或属支。

【主治】①咳嗽，气喘，胸闷；②脊背强痛。

【操作】斜刺0.5～0.8寸；不宜直刺、深刺。

30. 譩譆

【定位】在背部，第6胸椎棘突下，后正中线旁开3寸。

【解剖】皮肤→皮下组织→斜方肌→菱形肌→竖脊肌。浅层布有第6、第7胸神经后支的皮支和伴行的动、静脉。深层有肩胛背神经，肩胛背动、静脉，第6胸神经后支的肌支和相应的肋间后动、静脉背侧支的分支或属支。

【主治】①咳嗽，气喘；②疟疾，热病；③肩背拘急引胁。

【操作】斜刺0.5～0.8寸；不宜直刺、深刺。

31. 膈关

【定位】在背部，第7胸椎棘突下，后正中线旁开3寸。

【解剖】皮肤→皮下组织→斜方肌→菱形肌→竖脊肌。浅层布有第7、第8胸神经后支的皮支和伴行的动、静脉。深层有肩胛背神经，肩胛背动、静脉，第7、第8胸神经后支的肌支和相应的肋间后动、静脉背侧支的分支或属支。

【主治】①呕吐，呕逆，嗳气；②胸闷；③脊背强痛。

【操作】斜刺0.5～0.8寸；不宜直刺、深刺。

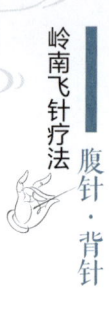

32. 魂门

【定位】在背部，第9胸椎棘突下，后正中线旁开3寸。

【解剖】皮肤→皮下组织→背阔肌→下后锯肌→竖脊肌。浅层布有第9、第10胸神经后支的外侧皮支和伴行的动、静脉。深层有第9、第10胸神经后支的肌支和相应的肋间后动、静脉背侧支的分支或属支。

【主治】①呕吐，泄泻；②胁痛，背痛。

【操作】斜刺0.5～0.8寸；不宜直刺、深刺。

33. 阳纲

【定位】在背部，第10胸椎棘突下，后正中线旁开3寸。

【解剖】皮肤→皮下组织→背阔肌→下后锯肌→竖脊肌。浅层布有第10、第11胸神经后支的外侧皮支和伴行的动、静脉。深层有第10、第11胸神经后支的肌支和相应的肋间后动、静脉背侧支的分支或属支。

【主治】①肠鸣，泄泻，食饮不下；②小便黄赤。

【操作】斜刺0.5～0.8寸；不宜直刺、深刺。

34. 意舍

【定位】在背部，第11胸椎棘突下，后正中线旁开3寸。

【解剖】皮肤→皮下组织→背阔肌→下后锯肌→竖脊肌。浅层布有第10、第11胸神经后支的外侧皮支和伴行的动、静脉。深层有第10、第11胸神经后支的肌支和相应的肋间后动、静脉背侧支的分支或属支。

【主治】①腹胀，泄泻，消渴；②发热；③目黄。

【操作】斜刺0.5～0.8寸。

35. 胃仓

【定位】在背部，第12胸椎棘突下，后正中线旁开3寸。

【解剖】皮肤→皮下组织→背阔肌→下后锯肌→竖脊肌→腰方肌。浅层布有第12胸神经和第1腰神经后支的外侧皮支和伴行的动、静脉。深层有第12胸神经和第1腰神经后支的肌支和相应的动、静脉背侧支的分支或属支。

【主治】①胃痛，腹胀，水肿，小儿食积；②脊背强痛。

【操作】斜刺0.5～0.8寸。

36. 肓门

【定位】在腰部，第1腰椎棘突下，后正中线旁开3寸。

【解剖】皮肤→皮下组织→背阔肌腱膜→竖脊肌→腰方肌。浅层布有第1、第2腰神经后支的外侧皮支和伴行的动、静脉。深层有第1、第2腰神经后支的肌支和第1腰背动、静脉背侧支的分支或属支。

【主治】①腹痛，痞块；②产后诸症。

【操作】直刺0.5～1寸。

37. 志室

【定位】在腰部，第2腰椎棘突下，后正中线旁开3寸。

【解剖】皮肤→皮下组织→背阔肌腱膜→竖脊肌→腰方肌。浅层布有第1、第2腰神经后支的外侧皮支和伴行的动、静脉。深层有第1、第2腰神经后支的肌支和相应的腰背动、静脉背侧支的分支或属支。

【主治】①遗精，阳痿，小便不利；②脊背强痛。

【操作】直刺0.5～1寸。

38. 胞肓

【定位】在骶尾部，横平第2骶后孔，后正中线旁开3寸。

【解剖】皮肤→皮下组织→臀大肌→臀中肌。浅层布有臀上皮神经和臀中皮神经。深层有臀上动、静脉，臀上神经。

【主治】①癃闭；②肠鸣，腹胀，便秘；③腰脊痛。

【操作】直刺0.8～1.2寸。

39. 秩边

【定位】在骶尾部，横平第4骶后孔，后正中线旁开3寸（骶管裂孔旁开3寸）。

【解剖】皮肤→皮下组织→臀大肌→臀中肌→臀小肌。浅层布有臀中皮神经和臀下皮神经。深层有臀上动、静脉，臀下动、静脉，臀上、下神经。

【主治】①痔疾，便秘，小便不利，阴痛；②腰骶痛，下肢痿痹。

【操作】直刺1.5～2寸。

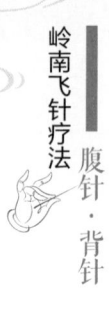

(三)手太阳小肠经(共7穴)

1. 肩贞

【定位】在肩胛部,肩关节后下方,腋后纹头直上1寸。

【解剖】皮肤→皮下组织→三角肌→肱三头肌长头→大圆肌→背阔肌腱。浅层布有第2肋间神经的外侧皮支和臂外侧上皮神经。深层有桡神经等结构。

【主治】①瘰疬;②肩痛,上肢不遂。

【操作】直刺或向外斜刺1~1.5寸,或向前腋缝方向透刺,不宜向胸侧深刺。

2. 臑俞

【定位】在肩胛部,腋后纹头直上,肩胛冈下缘凹陷中。

【解剖】皮肤→皮下组织→三角肌→冈下肌。浅层布有锁骨上外侧神经。深层有肩胛上动、静脉的分支或属支,旋肱后动、静脉的分支或属支等。

【主治】肩臂疼痛。

【操作】直刺或向外斜刺0.5~1.5寸,不宜向胸侧深刺。

3. 天宗

【定位】在肩胛部,肩胛冈中点与肩胛骨下角连线上1/3与下2/3交点凹陷中。

【解剖】皮肤→皮下组织→斜方肌→冈下肌。浅层有第4胸神经后支的皮支和伴行的动、静脉。深层布有肩胛上神经的分支和旋肩胛动、静脉的分支或属支。

【主治】肩臂疼痛不举。

【操作】直刺或向四周斜刺0.5~1寸。

4. 秉风

【定位】在肩胛部,肩胛冈中点上方冈上窝中。

【解剖】皮肤→皮下组织→斜方肌→冈上肌。浅层布有第2胸神经后支的皮支和伴行的动、静脉。深层有肩胛上神经的分支和肩胛上动、静脉的分支或属支分布。

【主治】肩痛不举。

【操作】直刺或斜刺0.3~0.5寸。

5. 曲垣

【定位】在肩胛部，肩胛冈内侧端上缘凹陷中。取法：臑俞与第2胸椎棘突连线的中点处取穴。

【解剖】皮肤→皮下组织→斜方肌→冈上肌。浅层有第2、第3胸神经后支的皮支和伴行的动、静脉。深层布有肩胛上神经的肌支和肩胛上动、静脉，肩胛背动、静脉的分支或属支。

【主治】肩痛不举。

【操作】直刺或向外斜刺0.3~0.5寸，不宜向胸部深刺。

6. 肩外俞

【定位】在背部，第1胸椎棘突下，后正中线旁开3寸。

【解剖】皮肤→皮下组织→斜方肌→菱形肌。浅层有第1、第2胸神经后支的皮支和伴行的动、静脉。深层分布有颈横动、静脉的分支或属支和肩胛背神经的肌支。

【主治】肩脊痛引项臂。

【操作】向外斜刺0.5~0.8寸，不宜直刺、深刺。

7. 肩中俞

【定位】在背部，第7颈椎棘突下，后正中线旁开2寸。

【解剖】皮肤→皮下组织→斜方肌→菱形肌。浅层有第8颈神经后支和第1胸神经后支的皮支分布。深层有副神经、肩胛背神经的分布和颈横动、静脉。

【主治】①恶寒发热，咳嗽，气喘；②目视不明；③肩背疼痛。

【操作】直刺或向外斜刺0.5~0.8寸，不宜深刺。

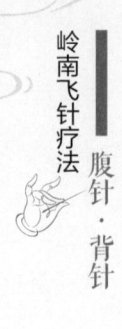

（四）经外奇穴（共7穴）

1. 定喘

【定位】在背部，横平第7颈椎棘突下，后正中线旁开0.5寸。说明：大椎旁开0.5寸。

【解剖】皮肤→皮下组织→斜方肌→菱形肌→上后锯肌→颈夹肌→竖脊肌。浅层主要布有第8颈神经后支的内侧皮支。深层有颈横动、静脉的分支或属支及第8颈神经和第1胸神经后支的肌支。

【主治】①哮喘，咳嗽；②落枕，肩背痛，上肢疼痛不举。

【操作】直刺或偏向内侧斜刺0.5～1寸。

2. 夹脊

【定位】在背部，第1胸椎至第5腰椎棘突下两侧，后正中线旁开0.5寸，一侧17穴。

【解剖】因各穴位置不同，其肌肉、血管、神经也各不相同。一般的层次结构是，皮肤→皮下组织→浅肌层（斜方肌、背阔肌、菱形肌、上后锯肌、下后锯肌）→深层肌（竖脊肌、横突棘肌）。浅层内分别有第1胸神经至第5腰神经的内侧皮支和伴行的动、静脉。深层布有第1胸神经至第5腰神经后支的肌支，肋间后动、静脉或腰动、静脉背侧支的分支或属支。

【主治】①第1～5胸椎棘突下两侧夹脊穴治疗心肺及上肢疾病；②第6～12胸椎棘突下两侧夹脊穴治疗胃肠、脾、肝、胆疾病；③第1～5腰椎棘突下两侧夹脊穴治疗下肢疼痛及腰部、骶尾部、下腹部疾病。

【操作】稍向内斜刺0.5～1寸，待有麻胀感即停止进针，严格掌握进针的角度及深度，防止损伤内脏或引起气胸。

3. 胃脘下俞

【定位】在背部，横平第8胸椎棘突下，后正中线旁开1.5寸。

【解剖】皮肤→皮下组织→斜方肌→背阔肌→竖脊肌。浅层主要布有第8胸神经后支的皮支和伴行的动、静脉。深层有第8胸神经后支的肌支和第8肋间后动、静脉背侧的分支或属支。

【主治】①消渴，胰腺炎；②胃痛，腹痛；③胸胁痛。

【操作】向内斜刺0.3～0.5寸。

4. 痞根

【定位】在腰部，横平第1腰椎棘突下，后正中线旁开3.5寸。

【解剖】皮肤→皮下组织→背阔肌→下后锯肌→髂肋肌。浅层主要布有第12胸神经后支的外侧支和伴行的动、静脉。深层主要有第12胸神经后支的肌支。

【主治】①腰痛；②痞块，癥瘕。

【操作】直刺0.5～1寸。

5. 腰眼

【定位】在腰部，横平第4腰椎棘突下，后正中线旁开约3.5寸凹陷中。说明：直立时，约横平腰阳关两侧呈现的圆形凹陷中。

【解剖】皮肤→皮下组织→胸腰筋膜浅层和背阔肌腱膜→髂肋肌→胸腰筋膜深层→腰方肌。浅层主要布有臀上皮神经和第4腰神经后支的皮支。深层主要布有第4腰神经后支的肌支和第4腰动、静脉的分支或属支。

【主治】①腰痛；②尿频，月经不调，带下。

【操作】直刺0.5～1寸。

6. 十七椎

【定位】在腰部，第5腰椎棘突下凹陷中。

【解剖】皮肤→皮下组织→棘上韧带→棘间韧带。浅层主要布有第5腰神经后支的皮支和伴行的动、静脉。深层有第5腰神经后支的分支和棘突间的椎外（后）静脉。

【主治】①痛经，崩漏，月经不调，遗尿；②腰骶痛。

【操作】直刺0.5～1寸。

7. 腰奇

【定位】在骶尾部，尾骨端直上2寸，骶角之间凹陷中。

【解剖】皮肤→皮下组织→棘上韧带。布有第2、第3骶神经后支的分支及伴行的动、静脉。

【主治】①癫痫；②失眠；③头痛；④便秘。

【操作】向上平刺1～1.5寸。

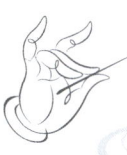

第四章 岭南腹针、背针的临床应用

第一节 痛经

痛经是临床常见病，中医亦称"经行腹痛"。本病的临床特征是伴随月经周期而发作，表现为小腹疼痛，或伴腰骶酸痛，甚至剧痛晕厥，影响正常工作及生活。《诸病源候论·妇人杂病诸候》首立"月水来腹痛候"，认为"妇人月水来腹痛者，由劳伤血气，以致体虚，受风冷之气，客于胞络，损冲任之脉……其经血虚，受风冷，故月水将下之际，血气动于风冷，风冷与血气相击，故令痛也"，为研究本病的病因病机奠定了理论基础。

西医学把痛经分为原发性痛经和继发性痛经。原发性痛经又称功能性痛经，是指生殖器官无明显器质性病变者，多见于青春期少女或未生育的年轻妇女，占痛经90%以上；继发性痛经多存在生殖器官某些器质性病变，有明确病因，如盆腔子宫内膜异位症、子宫腺肌病、慢性盆腔炎等，多见于育龄期妇女。原发性痛经多在月经初潮后不久便出现周期性腹痛。疼痛，尤其是程度严重的疼痛往往影响患者的生活和工作，因此痛经具有临床治疗的必要性。本节主要介绍岭南腹针、背针对原发性痛经的治疗。

（一）病因病机

痛经发病因素较为复杂，而且相互交错或重复出现，常非单一因素所致，外因以七情失和、摄生不慎、六淫致病为主，内因与体质、经期及经期前后特殊生理变化有关。如情志不调，肝气郁结，血行受阻；或因经期受寒饮冷，坐卧湿地，冒雨涉水，寒湿之邪客于胞宫，气血运行不畅所致；或由脾胃素虚，或大病久病，气血虚弱引起；或因禀赋素虚，肝肾不足，精血亏虚，加之行经之后精血更虚，胞脉失养所致。

痛经的病位在冲任与胞宫，其发生与冲任、胞宫的周期性生理变化密切相关，病因病机可概括为"不荣则痛"或"不通则痛"，其证重在明辨虚实寒热。由于肝肾亏损、气血虚弱，经期前后，血海满而溢泄，气血骤虚，冲任、胞宫失养，故"不荣则痛"；由于肝郁气滞、寒邪凝滞、湿热郁结等因素，瘀血阻络，客于胞宫，损伤冲任，气血运行不畅，故"不通则痛"。

（二）诊断要点

1. 症状

经期或行经前后下腹疼痛，为阵发性疼痛、痉挛性疼痛或胀痛，多伴下坠感，可放射至腰部、骶尾部及大腿内侧，痛甚可伴面色苍白、出冷汗、手足凉、恶心呕吐、昏厥等。

2. 体征

妇科检查无异常发现。

3. 辨证要点

根据痛经发生的时间及疼痛的性质、程度，结合月经情况和全身脉证辨其寒热虚实。一般经前或经初疼痛拒按为实；经将净或经后隐痛喜揉喜按为虚；绞痛、冷痛、得热痛减为寒；灼痛、得热痛甚为热；痛甚于胀，血块排出则痛减，或持续性疼痛者为血瘀；胀甚于痛，时痛时止者为气滞。

4. 分型

经前伴有乳房胀痛，舌有瘀斑，脉细弦者，为气滞血瘀；腹痛有冷感，得温热疼痛可缓解，月经量少，色紫黑有块，苔白腻，脉沉紧者，为寒湿凝滞。面色苍白或萎黄，倦怠无力，头晕眼花，心悸，舌淡，舌体胖大，边有齿痕，脉细弱者，为气血不足；腰膝酸软，夜寐不宁，头晕、耳鸣、目糊，舌红，苔少，脉细者，为肝肾不足。

（三）治疗

1. 实证

【治法】行气散寒，通经止痛。

【主穴】以岭南腹针中焦区、下焦区及岭南背针下焦区为主，配合岭南头皮针厥阴2组、3组及太阳1组。

【配穴】气滞血瘀者，配太冲、血海；寒凝血瘀者，配关元、归来；腹胀者，配天枢、气穴；胁痛者，配阳陵泉、光明；胸闷者，配内关。

【操作】常规消毒后，岭南腹针采用岭南飞针疗法"飞行旋转式"（"一旋、二翻、三点头"）手法："一旋"，拇指先向前捻转搓动少许，示指、中指向后捻转搓动少许，使针始终处于旋转状态，且保持掌心向上；"二翻"，随后前臂外展外旋，且保持拇指外展、示指与中指内收状态，突然挥动前臂，使前臂内收内旋，手腕迅速向下翻转，使掌心向下；"三点头"，同时刺手的拇指内收，示指、中指相应外展，此时针体便迅速转动（旋转速度约200r/min），当针快速旋转并抵达穴位时，通过腕力、指力将旋转的针弹刺入穴位内。岭南背针采用岭南飞针疗法"指压式"（"一压、二提、三旋转"）手法："一压"，拇指、示指用力将针压入穴位内；"二提"，中指抵住穴旁皮肤，拇指、示指捏持针柄，将针向外提出0.2～0.3寸；"三旋转"，最后拇指向前、示指向后搓动针柄，使针体向顺时针方向旋转，旋转速度约150r/min。岭南头皮针采用岭南飞针疗法"注射式"（"一拍、二推、三旋转"）手法，即腕背屈后，突然手腕掌屈，沿皮快速推入，顺势旋转，迅速将针刺入。余配穴以"飞行旋转式"手法直刺进针为主。腹部、背部交替治疗，选择电针连续波，留针20分钟后出针。

【方义】妇科疾病的发生，都因间接或直接损伤冲、任、督、带，因此，调治冲、任、督、带应为妇科疾病的重要治法之一。任主胞胎，为阴脉之海。督为"阳脉之海"。任通冲盛，月事以时下，故有子。若冲任亏虚，或督脉虚寒，胞脉失煦，均可导致月经后期、月经过少、闭经、胎动不安、滑胎、不孕。腹部正中走行的是任脉，为"阴脉之海"；督脉总督阳经，且与任脉相通，主司机体阴阳平衡。岭南飞针通过通调任督二脉以维持人体阴阳平衡。现代研究发现，通过腹针疗法可以在一定程度上抑制子宫内膜活性，从而缓解如痛经引起的盆腔疼痛。足太阳膀胱经为全身循行最长且穴位最多的经脉，脉气充盛，且因人体的背俞穴都位于背部足太阳膀胱经第1侧线循行区，所谓背俞穴是指五脏六腑精气输注于背部的腧穴，因此针刺足太阳膀胱经，可以调理五脏六腑之功能。通过针刺岭南腹针中焦区、下焦区及岭南背针下焦区，同时针刺部位对应子宫骶尾部，可调理任督二脉生理功能，起到通经止痛、调畅气血运行的作用。同时，因头为诸阳之会，手、足三阳经皆与头部联系，手、足三阴经通过经别合于相表里的三阳经，间接关联头部，头部直接或间接调节诸经络生理功能，所以配合岭南头皮针，针刺头部厥阴区及太阳区，可促进所关联诸经络的气血运行，调节所关联五脏六腑的生理功能。

2. 虚证

【治法】调补气血，温养冲任。

【主穴】以岭南腹针中焦区、下焦区及岭南背针中焦区、下焦区为主，配合岭南头皮针厥阴2组、3组。

【配穴】气血虚弱者，配气海、血海、脾俞、胃俞；肾气亏损者，配肾俞、太溪；头晕耳鸣者，配悬钟。

【操作】常规消毒后，岭南腹针采用岭南飞针疗法"飞行旋转式"手法，"一旋、二翻、三点头"，即搓动捻转针柄使针旋转，然后刺手迅速翻腕，如飞鸟展翅一般将针迅速刺入皮下；岭南背针采用岭南飞针疗法"指压式"手法，"一压、二提、三旋转"，先迅速将针压入皮下，抵住穴旁将针往外稍提起，再搓动针柄使针旋转；岭南头皮针采用岭南飞针疗法"注射式"手法，"一拍、二推、三旋转"，即腕背屈后，突然手腕掌屈，沿皮快速推入，顺势旋转，迅速将针刺入。其余穴

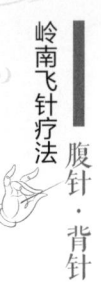

位以直刺为主。选择电针连续波，留针20分钟后出针。

【方义】虚证痛经与气血虚弱、冲任亏损有关。《难经·三十一难》曰"三焦者，水谷之道路，气之所终始也。上焦者，在心下，下膈，在胃上口""中焦者，在胃中脘，不上不下，主腐熟水谷""下焦者，在齐（脐）下，当膀胱上口，主分别清浊"。上焦如雾为心肺之府，主治心胸相关疾患；中焦如沤为脾胃之所，主治脾胃肠道疾患；下焦如渎为肾、膀胱之居，主治智能、生殖疾患。岭南腹针中焦区对应脾胃，脾胃乃后天之本，气血生化之源，通过针刺可促进气血生成，调补气血。岭南腹针下焦区对应肾、胞宫，通过针刺可调补冲任，温经止痛，对女性生殖系统疾患具有明确疗效；与岭南背针中焦区、下焦区相配合，激发阳气，调补气血，通调周身经络气血，温养胞宫。岭南头皮针厥阴区气血充盛，配合针刺厥阴区可益气补血，调理冲任之气，恢复胞宫生理功能。

（四）病案举隅

何某，女性，21岁，在校大学生，2021年8月5日以"反复月经期腹部疼痛8年余，再发3天"为主诉就诊。初潮8年，自述8年来每逢经期即感下腹部胀痛难忍，甚至头晕呕吐，大汗淋漓，无法正常工作，经期第1天需服用布洛芬缓释胶囊缓解疼痛，伴乳房胀痛、腰部及骶尾部酸痛不适；先后至多家医院就诊，行肝胆脾胰、阑尾、妇科彩超等检查均未见明显器质性病变。

现症见：行经第3天，月经量少，色暗红夹有血块，下腹部、腰部及骶尾部酸胀不适，胁肋部时有胀闷，时有头晕目眩，面色不荣，纳眠一般，二便可，舌暗红，苔薄黄，脉弦涩。查体：腹平软，腹肌稍紧张，全腹未扪及包块，墨菲征阴性，麦氏点压痛阴性。

中医诊断：痛经（肝郁气滞血瘀证）。

西医诊断：原发性痛经。

治当以疏肝理气，活血化瘀为原则。初诊针刺以岭南飞针疗法三术为法。根据肝郁气滞血瘀的证型特点，选取岭南腹针中焦区、下焦区，岭南背针中焦区、下焦区及岭南头皮针厥阴2组、3组为治疗主穴。选取太冲、血海、足三里、三阴交、关元为治疗配穴。腹部穴位连接电针连续波，留针20分钟后出针。出针后患者自述下腹部隐痛不适感明显减轻。嘱患者忌生冷油腻之品，次日复诊。

2诊，行经第4天，腰腹部胀痛明显缓解，月经量较前稍增多，色暗红夹杂大量血块。复诊选取俯卧位，采用岭南飞针疗法"指压式"手法进针，腰部、骶尾部穴位连接电针连续波，留针20分钟后出针。本疗程至行经结束终止，下次行经前5天再次针刺治疗，连续针刺3个月经周期。患者治疗3个月后未再复诊。5个月后随访，自述行经时腰部、骶尾部、下腹部已无明显胀痛感，月经量、色、质均大致正常。

【按语】痛经作为中医妇科常见病，最早见于隋代巢元方所著《诸病源候论》。结合历代医家对痛经的理解及认识，目前普遍认为，痛经症状的出现，不外乎"不通"与"不荣"两个方面，且都与气血有关。气血亏虚，无以濡养胞脉，不荣则痛；气血运行不畅，不通则痛。本案患者为年轻女性，病程长，症状明显，病情反复发作，日久成瘀，瘀血既是病理产物又是致病因素，瘀血阻滞气机则腰部、骶尾部、下腹部胀痛不适，平素情志不畅，易于恼怒，气郁与瘀血相搏，则气滞更甚，胞脉气血更加壅滞，发为本病。服用止痛药物仅能治标而不能治本，故服用此类药物则稍缓解疼痛，未服用此类药物则疼痛又作。本病病机关键在于肝郁、气滞、血瘀并存。治疗上，采用岭南飞针疗法，调和阴阳，调理气血，助阳通经，沟通内外，贯通任督，从而达到治疗的目的。

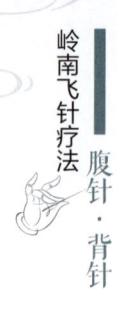

第二节　黄褐斑

黄褐斑属于中医学"面尘""肝斑""面黑皯""鼽黑斑"等范畴，俗称"妊娠斑""蝴蝶斑"，是以发生于面部的对称性褐色色素斑为主要特征的病证，为颜面的色素沉着斑，其发生常与情志不遂、忧思恼怒、日晒过多等因素有关。

黄褐斑是女性高发的一种面部慢性获得性色素增加性皮肤病，女性患者占所有病例的90%，亚洲育龄期女性发病率高达30%。常呈蝴蝶形对称分布于颜面的颧部及颊部，可累及前额、鼻、口周或颏部，皮损表现为大小不一、边缘清楚的黄褐色斑片，日晒后颜色加深，无自觉症状，夏重冬轻，具有难治性和复发性的特点，病程可迁延数年，严重影响患者的容貌和自信。现代医学认为，该病主要与激素水平有关，但目前病变机制尚未明确。

（一）病因病机

本病病位在面部肌肤，与阳明经及肝、脾、肾三脏关系密切。基本病机是气滞血瘀，面失所养。最早有关于黄褐斑病因病机的记载见于《难经·二十四难》："手少阴气绝，则脉不通，脉不通则血不流；血不流则色泽去，故面黑如梨（黧）。"陈实功在《外科正宗》中言："黧黑斑者，水亏不能制火，血弱不能华肉，以致火燥结成斑黑，色枯不泽……兼戒忧思、动火、劳伤等件。但此生于夫主不利，疑事不决者常有之。"指出了黄褐斑发病与肝肾精气不足、脾胃运化失调不能滋养皮肉及忧思恼怒均有密切关系。现代医家将黄褐斑核心病机归纳为多脏失司，气滞血瘀，并认为该病与外邪侵入、饮食劳倦、脏腑亏损及情志内伤等因素有关，黄褐斑发病与"气血亏虚，久病致瘀"也密切相关。中医认为"有诸内必形于诸外"，黄褐斑虽表现为皮肤局部损伤，但主要发病机制为脏腑气血功能失调，而致气血瘀滞或气血不足，从而使气血不能上注于面，故而成斑。

（二）诊断要点

主症　面部出现局限的、对称的褐色斑片，轮廓清晰，无鳞屑和炎症表现，压之不褪色。

肝郁气滞者，兼见情志不畅，烦躁易怒，多疑善虑或精神抑郁，月经周期紊乱，颜色暗红，经量减少，伴有血块，胸闷腹胀，有时头痛或小腹痛，口苦咽干，不思饮食，嗳气吞酸等。

脾胃气虚者，兼见胃纳欠佳，食后腹胀，便溏腹泻，神疲乏力，气短懒言，舌色淡白，舌体胖大，边有齿痕，脉弱或缓。

阴虚火旺者，兼见午后颧红，五心烦热，心烦口渴，失眠多梦，尿少色黄，便干便秘，喜冷怕热等。

脾肾阳虚者，兼见腰酸腿软，喜热怕冷，四肢冰凉，眼睑浮肿，小便清长，舌淡，苔白，舌体胖大，边有齿痕，脉沉。

（三）治疗

1. 实证

【治法】行气活血，化瘀消斑。

【主穴】以岭南腹针中焦区、下焦区及岭南背针中焦区为主，配合岭南头皮针厥阴1组、2组及阳明1组、2组。

【配穴】肝郁气滞者，配太冲、膈俞；气滞血瘀者，配血海、合谷。根据面部黄褐斑不同部位取阿是穴。

【操作】常规消毒后，岭南腹针采用岭南飞针疗法"飞行旋转式"手法，"一旋、二翻、三点头"，即搓动捻转针柄使针旋转，然后刺手迅速翻腕，如飞鸟展翅一般将针迅速刺入皮下；岭南背针采用岭南飞针疗法"指压式"手法，"一压、二提、三旋转"，先迅速将针压入皮下，抵住穴旁将针往外稍提起，再搓动针柄使针旋转；岭南头皮针采用岭南飞针疗法"注射式"手法，"一拍、二推、三旋转"，即腕背屈后，突然手腕掌屈，沿皮快速推入，顺势旋转，迅速将针刺入。其余穴位以"飞行旋转式"手法刺入为主。腹部、背部交替治疗，选择电针连续波，留针20分钟后出针。

【方义】腹针是通过刺激腹部穴位，调节脏腑失衡，使气行血畅来治疗疾病。根据病情的轻重和病位的深浅，岭南腹针区域以任脉为主干，任脉为"阴脉之海"，对一身阴经脉气具有总揽、总任的作用，浅刺可激发脏腑经气活动，向前激发阴脉，向后连通阳脉，从而达到从阴引阳的整体疗效。脾胃二经在内与脏腑互相络属，经气不畅，中焦病变，肝郁气滞，气滞血瘀，不能濡养颜面而成黄褐斑，治以疏肝理气，化瘀消斑为主。针刺岭南腹针中焦区、下焦区及岭南背针之中焦区，对肝脏、脾胃、肾脏之气血进行调控，激发一身正气，推动血液运行，血行则瘀解，瘀解则斑消。同时，头面部作为黄褐斑发病的部位，是经气汇集的重要部位，岭南头皮针厥阴区为肝所主，针刺厥阴1组、2组穴位可激发肝脏调达气机的作用，使一身之气上传下达，气顺则血得以行，血行则肝斑自消。通过针刺局部阿是穴，可疏通气血，调理阴阳，治疗经脉脏腑病证。配穴中太冲为足厥阴肝经的原穴，肝主疏泄，有疏肝理气之功，膈俞是八会穴之血会，在背部第7胸椎旁，邻近膈肌，有理气宽胸，活血通脉的功效，二穴合用，可疏肝理气，行气活血；合谷为手阳明大肠经的原穴，为治面部诸疾的要穴，血海为足太阴脾经的穴位，善治血证，可调和气血，二穴合用，可行气活血，化瘀消斑。

2. 虚证

【治法】补气生血，行血化瘀。

【主穴】以岭南腹针中焦区、下焦区及岭南背针中焦区为主，配合岭南头皮针阳明1组、2组及太阳1组、2组。

【配穴】脾肾阳虚者，配涌泉、然谷、命门、腰阳关；肝肾阴虚者，配三阴交、阴陵泉、肝俞、肾俞；脾胃气虚者，配足三里、合谷。根据面部黄褐斑不同部位取阿是穴。

【操作】常规消毒后，岭南腹针采用岭南飞针疗法"飞行旋转式"手法，"一旋、二翻、三点头"，即搓动捻转针柄使针旋转，然后刺手迅速翻腕，如飞鸟展翅一般将针迅速刺入皮下；岭南背针采用岭南飞针疗法"指压式"手法，"一压、二提、三旋转"，先迅速将针压入皮下，抵住穴旁将针往外稍提起，再搓动针柄使针旋转；岭南头皮针采用岭南飞针疗法"注射式"手法，"一拍、二推、三旋转"，即腕背屈后，突然手腕掌屈，沿皮快速推入，顺势旋转，迅速将针刺入。其余穴位以"飞行旋转式"手法刺入为主。腹部、背部交替治疗，选择电针连续波，留针20分钟后出针。

【方义】脾虚气弱，气血化生不足，血失推动致瘀，不能濡养颜面而成黄褐斑，治以健脾益气养血为主。临床上黄褐斑多以本虚标实为主，脏腑失调为其本，气滞血瘀为其标，故治疗以虚者补其不足，实者泻其有余为原则，治以疏肝调气血，补益脾肾养精血，同时兼顾活血以祛瘀。运用浅刺调气之轻柔操作使之有补益作用，针刺岭南腹针中焦区、下焦区及岭南背针中焦区可调补肝脾，肝畅则气顺，脾健则血生，气顺血生则瘀滞自消。岭南头皮针穴组选用多气多血之阳明区，调补气血的同时，运行面部局部气血，以取得近部治疗的作用。

（四）病案举隅

李某，女性，45岁，教师，2021年6月20日以"发现面部褐色色斑3年余"为主诉就诊。3年余前患者无明显诱因出现面颊部淡褐色斑片，日后斑片逐渐向全脸延伸，色泽加深，平时精神紧张，工作压力大，易恼怒，喜叹息，经前期出现乳房胀痛。

现症见：全脸褐色色斑呈对称分布，面色晦暗，舌色暗红，苔干，脉弦涩。

中医诊断：黄褐斑（气滞血瘀证）。

西医诊断：原发性黄褐斑。

治当以疏肝理气，化瘀消斑为原则。初诊针刺以岭南飞针疗法三术为法。根据肝郁气滞的证型特点，选取岭南腹针中焦区、下焦区，岭南背针中焦区及岭南头皮针厥阴1组、2组为治疗主穴，选取太冲、血海为治疗配穴。腹部穴位连接电针连续波，留针20分钟后出针。腹针与背针交替执行，每3天为1个治疗周期，连续治疗4个周期。第1个疗程结束后患者面部色斑较前变淡，情绪较前平稳，经前期未见乳房胀痛不适。第2个疗程治疗时未见色斑再发加重，第2个疗程结束后患者颜面部色斑面积缩小，稍遗留淡褐色色斑，面色较前红润。

【按语】《素问·上古天真论》有云："五七阳明脉衰，面始焦，发始堕。"女性35岁以后阳明脉气血开始衰少，气血无法上荣于面，则面色暗沉生斑。患者平日情志不畅，胸胁胀闷，此为肝气不舒的表现，气机不畅，血停留于局部，则形成瘀滞。肝、脾、肾与黄褐斑关系最为密切，肝主疏泄，气行则血行，女子以肝为先天，黄褐斑好发于中年女性妊娠、经闭及肝病发生时，均说明黄褐斑与肝相关。脾为后天之本，气血生化之源，脾胃为气机升降之枢纽，升清降浊，脾胃亏虚，则清浊反行，浊阴不得疏泄，上蒙头面而成斑。肾为一身阴阳之根本，主藏精，主色黑，肾阳不足或肾精不足，肾色显于面则生黧黑。"无瘀不成斑"，瘀血既是病理产物，亦是黄褐斑的致病因素。以上无不说明黄褐斑与肝、脾、肾、瘀血关系密切，但无论是从肝、脾、肾还是从瘀论治，都不离气血，气血生化有源、运行通畅，则无斑可生。针刺可调和脏腑，使气血旺盛，运行通畅，颜面荣润，消斑淡斑，内治脏腑以治其本，活血祛瘀以治其标，是黄褐斑的有效治疗手段。岭南飞针疗法通过飞针浅刺腹部、背部，疏调全身气血，使机体达到阴平阳秘，脏腑相安的生理状态，以自身气血养自身病，全身气血通条则局部瘀滞化解，肝斑自消。

第三节　注意缺陷多动障碍

注意缺陷多动障碍，又称"小儿多动症"，根据患儿多语多动、神志涣散、冲动不安的临床表现，则归于中医学"脏躁""烦躁""躁动"等范畴。发病人群以学龄期儿童为主，患儿的智力正常或接近正常，但是注意力难以集中，而且经常表现为烦躁好动、易冲动或学习困难等，容易被误诊为儿童普通的行为问题。注意缺陷、多动和冲动三大主症是其核心症状，在学龄儿童精神障碍疾病中患病率居于首位，严重影响患儿的学习能力、情感表达、职业表现，甚至对家庭也产生一定负面影响。

注意缺陷多动障碍的西医发病机制尚未被完全阐明，一般认为本病为生物—心理—社会等多种因素共同作用引起的行为障碍。中医则认为本病由先天禀赋不足、后天失于调养致脏腑功能失常、阴阳失衡所致，主要涉及的脏腑包括心、肝、脾、肾。

（一）病因病机

《素问·宣明五气篇》中记载："五脏所藏：心藏神，肺藏魄，肝藏魂，脾藏意，肾藏志。"《素问·灵兰秘典论》曰："心者，君主之官也，神明出焉。"心主神明，如果心无法得到濡养，神志活动就会出现异常，心血不足可致神不内守，心火亢盛可致心神不宁，从而出现多动、注意力不集中等症。

本病的发生主要与患儿先天禀赋不足或后天失养有关。肝，将军之官，罢极之本，谋虑出焉，在体主筋，其志在怒。小儿肝气充足，易肝风内动，虚火内扰，出现多动任性、性情暴躁、哭闹不休等。脾在志为思，其性静。小儿脾胃虚弱，饮食不节，导致脾胃失调，湿邪内盛，遏而成痰，痰热壅盛，热扰心神，从而出现静谧不足而躁动有余，表现为情绪不稳定、语言冒失、手足多动等症。肾为先天之本，作强之官，伎巧出焉，在体为骨，其志在恐。小儿肾脏发育迟缓，肾阴不足，水不涵木，则表现为急躁易怒，肾虚髓海空虚，则出现动作不灵活等症。阴静不足，症见注意力不集中，自我控制差，情绪不稳，神思涣散；阳亢躁动，症见动作过多，冲动任性，急躁易怒。

主要病机为阴阳失调、脏腑功能紊乱，其病机特点是阴静不足、阳动有余，病位涉及心、肝、脾、肾，并有实证、虚证、虚实夹杂之证。

（二）诊断要点

本病以调和阴阳为治疗原则。病属本虚标实，主要涉及心、肝、脾、肾四脏。肝藏血，主疏泄，其正常的生理功能有赖于心血之濡润，脾土之培育，肺金之制约，肾水之滋养，同时肝的疏泄功能又有助于脾胃气机的升降，肺气的宣降，肾精的输布及气血的流通，通过抑肝魂，从而达到强肺魄、安心神、平肾志、收脾意之功。治疗以疏肝健脾为主，兼以补肾、养心、安神、益智、祛痰、开窍等。心肾不足者，治以补益心肾；肾虚肝亢者，治以滋肾平肝；脾虚肝旺者，治以健脾疏肝；心脾气虚者，治以补益心脾。病程中若兼见痰浊、痰火、瘀血等兼证，则佐以化痰、清热、祛瘀等治法。

（三）治疗

1. 实证

【治法】疏肝潜阳，调神定志。

【主穴】以岭南腹针上焦区、中焦区、下焦区及岭南背针中焦区、下焦区为主，配合岭南头皮针厥阴1组、2组及少阳1组。

【配穴】急躁易怒者，配太冲、行间；便秘者，配天枢、支沟；

便秘尿赤者，配曲池、上巨虚、下巨虚；咳嗽痰多者，配丰隆、天突、肺俞。

【操作】常规消毒后，岭南腹针采用岭南飞针疗法"飞行旋转式"手法，"一旋、二翻、三点头"，即搓动捻转针柄使针旋转，然后刺手迅速翻腕，如飞鸟展翅一般将针迅速刺入皮下；岭南背针采用岭南飞针疗法"指压式"手法，"一压、二提、三旋转"，先迅速将针压入皮下，抵住穴旁将针往外稍提起，再搓动针柄使针旋转；岭南头皮针采用岭南飞针疗法"注射式"手法，"一拍、二推、三旋转"，即腕背屈后，突然手腕掌屈，沿皮快速推入，顺势旋转，迅速将针刺入。其余穴位以"飞行旋转式"手法刺入为主。腹部、背部交替治疗，因小儿容易躁动，不加电针，留针30分钟后出针。

【方义】本病与肝脏关系最为密切，与心、脾、肾三脏均有密切关系。小儿热扰心神可出现烦躁易怒、心神涣散，针刺岭南腹针上焦区可安养心神，治疗心神涣散而导致的注意力不集中。小儿脾常不足，喂养不当则脾胃失调，湿邪、痰饮居于体内，针刺岭南腹针、背针中焦区可健运脾胃、祛邪外出。针刺岭南腹针、背针下焦区可涵养先天之本，益肾之水。肝主疏泄、主风，小儿肝气尚未充实、经筋刚柔未济，足厥阴肝经上循至巅顶，故结合针刺岭南头皮针厥阴区可平肝阳、解肝郁，且肝胆相表里，肝郁久化火，致胆气不舒，相火偏旺，上逆而不降，故针刺岭南头皮针少阳区可疏利肝胆，通利三焦，使相火归原。

2. 虚证

【治法】健脾益肾，养心安神。

【主穴】以岭南腹针上焦区、中焦区、下焦区及岭南背针中焦区、下焦区为主，配合岭南头皮针阳明1组、2组及太阳1组、2组。

【配穴】盗汗者，加复溜；失眠多梦者，加照海、列缺；便溏者，加阴陵泉、上巨虚、下巨虚。

【操作】常规消毒后，岭南腹针采用岭南飞针疗法"飞行旋转式"手法，"一旋、二翻、三点头"，即搓动捻转针柄使针旋转，然后刺手

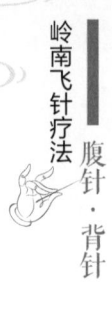

迅速翻腕，如飞鸟展翅一般将针迅速刺入皮下；岭南背针采用岭南飞针疗法"指压式"手法，"一压、二提、三旋转"，先迅速将针压入皮下，抵住穴旁将针往外稍提起，再搓动针柄使针旋转；岭南头皮针采用岭南飞针疗法"注射式"手法，"一拍、二推、三旋转"，即腕背屈后，突然手腕掌屈，沿皮快速推入，顺势旋转，迅速将针刺入。其余穴位以"飞行旋转式"手法刺入为主。腹部、背部交替治疗，因小儿容易躁动，不加电针，留针30分钟后出针。

【方义】小儿的病理特点为肝常有余、脾常不足、肾常虚，小儿心气未充、心神怯弱，表现为脉数，易受惊吓，思维及行为的约束能力较差，针刺岭南腹针上焦区可养心安神，针刺岭南腹针、背针中焦区可调补脾胃之气血，滋养后天之本，针刺岭南腹针、背针下焦区可涵养先天之本，益肾之水。任脉为"阴脉之海"，督脉为"阳脉之海"，通过交替针刺前后二脉，调和阴阳，调理相应脏腑之气血，共奏养心安神，健脾益气，滋肾养肝之功。

（四）病案举隅

何某，男，8岁，因"注意力不集中、成绩下降3月余"于2021年10月20日就诊。患儿为第1胎，顺产，出生过程顺利，既往无特殊病史。患儿家长代述，老师反映患儿近3个月来经常在课堂上开小差，不认真听讲，甚至扰乱课堂秩序，学习成绩下降，家长自觉患儿完成作业积极程度较前降低，近来不听从管教，脾气暴躁，食欲降低，眠中见呓语躁动，听从友人建议，为求系统诊治，遂来岭南飞针门诊寻求针刺治疗。

现症见：患儿躁动，坐立不安，精神亢奋，小便黄，大便干结，舌质红，苔薄白，脉弦数。

中医诊断：脏躁（心肝火旺证）。

西医诊断：注意缺陷多动障碍。

治当以清心平肝，安神定志为原则。初诊针刺以岭南飞针疗法三术为法。根据心肝火旺的证型特点，选取岭南腹针上焦区、中焦区、下焦区，岭南背针中焦区、下焦区及岭南头皮针厥阴1组、2组，少阳1组为治疗主穴。根据患儿脾气急躁、眠中呓语、小便黄、大便干等症状，选取百会、四神聪、神门、内关、三阴交、阴陵泉、太冲为治疗配穴。岭南腹针采用岭南飞针疗法"飞行旋转式"手法进针，岭南背针选用岭南飞针疗法"指压式"手法进针，岭南头皮针采用岭南飞针疗法"注射式"手法进针，腹针与背针交替执行，不加电，留针30分钟后出针。每周治疗5次，12次为1个疗程。治疗10次后，患儿烦躁易怒、上课开小差等症状明显较前好转。继续坚持治疗2个疗程后，家长转诉老师的反映，患儿在学校表现良好，小测考试成绩较前提高。

【按语】患儿注意力不集中，活动过度，喜欢做小动作，情绪不稳，缺乏自制力，冲动任性，伴有不同程度的学习困难，但智力正常，儿童生理特点为肝常旺，兼之平素喜爱吃煎炸食物，心脾积热，热扰心神，可出现烦躁易怒、心神涣散、躁动不安、舌尖红、小便黄、大便干结，此均为阳热之象，元神失于气血之濡养，加之肝风上扰清窍，致神不守舍，发为本病。在治疗上，以岭南腹针、背针泻心之病理性亢火，平肝之亢阳，健运脾胃，配合岭南头皮针以调神疏肝，疏通头部及全身经脉气血，使患儿重归阴平阳秘之本态，恢复正常生理状态。

第四节 小儿脑瘫

小儿脑瘫，全称"小儿脑性瘫痪"，是指小儿在出生前后生长发育阶段，由多种原因引起的脑损害，从而出现中枢性运动功能障碍，并可伴有智力低下和言语、视听功能障碍等表现。"瘫"是非进行性脑损伤所致的综合征，其病变复杂多样，因脑损伤部位的不同而出现不同的临床表现，给临床诊治带来了极大的困难。早期发现、早期诊断及早期干预是目前对脑瘫研究的主要方面。

中医学将脑瘫归于"五软""五迟""五硬"等范畴。"五迟"指立迟、行迟、齿迟、发迟、语迟；"五软"指头项软、口软、手软、足软、肌肉软，古代又归属于"胎弱""胎怯"。

（一）病因病机

小儿脑瘫的病因主要有先天因素、生产因素和后天因素3个方面。

人体由父精母血构成，若父母体质羸弱，则所产之子亦体质偏弱。《幼科发挥·胎疾》曰："胎弱者，禀受于气之不足也。"《幼幼集成》云："胎怯者……非育于父母之暮年，即生于产多之孕妇。"若孕妇患病，或受到惊吓，则胎儿在母腹之中必然有感于内，气机逆乱，血运不畅，而生痰浊瘀血，从而影响胎儿的生长发育，先天肾精不足，骨髓失充，肾为肝母，肾精亏虚致肝阴不足，肝风内生，筋脉失养。在生产时若出现难产，损伤胎儿头部，使血脉受损、痰浊瘀血阻塞清窍，神明失司，则出现五脏六腑功能失调，四肢百骸不用。脾胃为气血生化之源，由于后天喂养不当，脾胃受损，则气血生化不足，后天失调，脾肾亏虚，肾虚则脑髓不充，脾虚则肌肉萎软无力而得病；或护理不当，使六淫之邪侵犯机体而患病；或看护不当，使小儿跌伤头部，脑络受损，致血瘀气滞而致病。中医认为本病多为小儿先天禀赋不足，后天调养失护所致。其病位在脑，病机为正虚邪实，即气血虚而精髓亏，痰瘀阻滞则心脑神明失主，以致脏腑虚弱，发育受损。病变脏腑主要在脑，与心、脾、肝、肾均有联系。

（二）诊断要点

小儿半岁前后头项软弱下垂为头项软；咀嚼无力，时流清涎为口软；手臂不能握举为手软；2岁后还不能站立、行走为足软；皮宽、肌肉松软无力为肌肉软。小儿2～3岁还不能站立、行走为立迟、行迟；初生无发或少发，随年龄增长，仍稀疏难长为发迟；12个月时尚未出牙及此后牙齿萌出过慢为齿迟；1～2岁还不会说话为语迟。以上诸证不必悉具，亦可诊断为五迟五软。

若胎儿先天禀赋不足，肾精亏虚，后天脾胃运化功能失司，则筋骨、肌肉失养，可出现头项软弱不能抬举、口软唇弛、吸吮或咀嚼困难、肌肉松软无力等症状。若肝肾精血不足，则脑髓空虚，出现痴呆、失语、失聪、失明、智力发育迟缓等症状。肝肾亏虚，筋骨失养，则出现肢体不自主运动、关节活动不灵、手足徐动或震颤、动作不协调等。肝木亢盛，则出现肢体强直拘挛，肢体强硬失用，烦躁易怒。木旺乘脾，致使脾土更虚，导致肌肉瘦削等症。痰湿内盛，蒙蔽清窍，则见智力低下。病程迁延，络脉不通，瘀阻脑络，气血运行不畅，脑失所养，则毛发枯槁、肢体运动不灵、关节僵硬。

（三）治疗

小儿脑瘫的中医辨证分型，主要从虚实两个方面辨证，虚证责之于肝、肾、脾、心，脏腑亏损，气血虚弱，实证责之于痰、瘀。小儿脑瘫以虚证为主，以补法为治疗方法。

1. 实证

【治法】健脾化痰，活血通络。

【主穴】以岭南腹针中焦区、下焦区及岭南背针中焦区、下焦区为主，配合岭南头皮针阳明区。

【配穴】痰多者，配丰隆、合谷、脾俞；血瘀者，配血海、膈俞。

【操作】常规消毒后，岭南腹针采用岭南飞针疗法"飞行旋转式"手法，"一旋、二翻、三点头"，即搓动捻转针柄使针旋转，然后刺手迅速翻腕，如飞鸟展翅一般将针迅速刺入皮下；岭南背针采用岭南飞针疗法"指压式"手法，"一压、二提、三旋转"，先迅速将针压入皮下，抵住穴旁将针往外稍提起，再搓动针柄使针旋转；岭南头皮针采用岭南飞针疗法"注射式"手法，"一拍、二推、三旋转"，即腕背屈后,突然手腕掌屈,沿皮快速推入,顺势旋转,迅速将针刺入。其余穴位以"飞行旋转式"手法刺入为主。腹部、背部交替治疗,因小儿容易哭闹,不加电针,留针30分钟后出针。

【方义】岭南腹针中焦区属脾胃之区,脾胃乃后天之本,气血生化之源,小儿因先天不足、后天失养导致痰凝于机体,通过针刺可促进脾胃运化,健脾升清,利湿化痰。下焦属肝肾之气汇聚之处,通过针刺岭南腹针下焦区可温阳通络,化瘀活血。针刺岭南背针之中焦区、下焦区同样起到通调周身之气血,使得病理产物由机体去除之功。另外,岭南头皮针阳明区多气多血,气血充盛,针刺阳明区可益气补血,促进脾胃运化水湿,痰浊自除。

2. 虚证

【治法】健脾益肾,强筋健骨。

【主穴】以岭南腹针中焦区、下焦区及岭南背针上焦区、中焦区、下焦区为主,配合岭南头皮针阳明区、厥阴区。

【配穴】心脾两虚者,配心俞、脾俞;肝肾不足者,配肝俞、肾俞;上肢痿软者,配肩髃、曲池;下肢痿软者,配环跳、阳陵泉;语言障碍者,配哑门、通里。

【操作】常规消毒后,岭南腹针采用岭南飞针疗法"飞行旋转式"手法,"一旋、二翻、三点头",即搓动捻转针柄使针旋转,然后刺手迅速翻腕,如飞鸟展翅一般将针迅速刺入皮下;岭南背针采用岭南飞针疗法"指压式"手法,"一压、二提、三旋转",先迅速将针压入皮下,抵住穴旁将针往外稍提起,再搓动针柄使针旋转;岭南头皮针采用岭南飞针疗法"注射式"手法,"一拍、二推、三旋转",即腕背屈后,突然手腕掌屈,沿皮快速推入,顺势旋转,迅速将针刺入。其余穴位以"飞行旋转式"手法刺入为主。腹部、背部交替治疗,因小儿容易哭闹,不加电针,留针30分钟后出针。

【方义】岭南腹针中焦区属脾胃之区,脾胃乃后天之本,脑瘫患儿多见脾虚,气血生化之源不充,通过针刺可促进气血生成,调补气血,气血足可濡养周身，脏腑功能旺盛，促进发育。岭南腹针下焦区属于肝肾之区，脑瘫患儿先天之精不足，肾气不盛，通过针刺下焦区可益肾壮阳，益精生髓。岭南背针上焦区、中焦区、下焦区相配合，对应上焦心肺，中焦脾胃，下焦肝肾，可调补气血，通督壮骨，调理督脉之功能，使阳气旺、精气足，任督通，诸症除。岭南头皮针选取阳明区及厥阴区穴组，因阳明区多气多血，针刺阳明区可益气健脾，使气血津液充足，脏腑功能旺盛，筋脉得以濡养；厥阴区主肝肾之精气，针刺厥阴区可通调肝肾气血，强筋健骨。岭南腹针、背针、头皮针共奏调和阴阳，大补元气之功。

（四）病案举隅

陈某，男，5个月，因"四肢及躯干肌张力过高、发育迟缓"经人介绍于2019年8月前来岭南飞针门诊求诊。患儿为第2胎，母亲有高龄生产史，生产时产程偏长，患儿出生后有病理性黄疸，经对症治疗后出院。现患儿因发育落后于同年龄小儿，伴四肢及躯干肌张力升高于当地医院住院，诊断为新生儿脑病，经住院治疗病情无明显改善。

现症见：患儿颜面及口唇色白，颈项歪斜，四肢及躯干肌张力过高，头颅发育畸形，消化功能差，食后吐奶，对外界声音刺激反应迟钝。

中医诊断：五迟五软（脾肾亏虚证）。

西医诊断：小儿脑瘫。

治当以健脾益肾，填精补髓为原则。初诊针刺以岭南飞针疗法三术为法。根据脾肾亏虚的证型特点，选取岭南腹针中焦区、下焦区，岭南背针上焦区、中焦区、下焦区及岭南头皮针阳明区、厥阴区为治疗主穴。根据患儿面色及口唇色白、消化功能差等症状，选取合谷、足三里、阳陵泉为治疗配穴。岭南腹针采用岭南飞针疗法"飞行旋转式"手法进针，岭南背针选用岭南飞针疗法"指压式"手法进针，岭南头皮针采用岭南飞针疗法"注射式"手法进针，腹针与背针交替执行，不加电，留针30分钟后出针。每周治疗5次，12次为1个疗程。给予3次针灸治

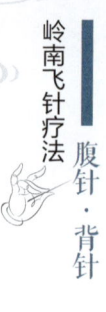

疗后，患儿颜面及口唇转红润，饮食渐佳，食奶量增加，无吐奶及腹泻症状。1个疗程后，患儿开始出现抬头动作但不稳，哭声洪亮，对外界声音刺激反应渐敏，四肢及躯干肌张力降低。

【按语】本案患儿因母亲生育年龄偏大导致先天条件欠佳，又产时产程过长，兼之出生后喂养不当，脑瘫发病之三大病因先天、产时、后天因素同时具备。治疗当补先天之肾精，又要益后天脾胃之气血。任督二脉同属于奇经八脉，任脉为"阴脉之海"，督脉为"阳脉之海"。任督二脉分别对十二经脉起着主导作用，当十二经脉气血充盈，就会流溢于任督二脉，若任督二脉气机旺盛，亦会循环作用于十二经脉，故曰："任督通则百脉皆通"。健康婴儿刚出生时任督二脉是贯通的，而脑瘫患儿因孕期调护失宜、早产及喂养不当等先天、后天因素，导致脾肾亏虚，气血不足，不能贯通任督二脉，此时通过岭南飞针疗法，可疏通经络，调和气血，打通任督二脉。同时，"脑为元神之府"，脑瘫治疗多取头部穴，任督二脉交通阴阳，任脉通于督脉，督脉又入络脑，通过岭南腹针、背针、头皮针，三者同奏，起到治疗作用。另外，岭南飞针讲求无痛进针，患儿疼痛感轻，更容易接受，为长时间留针提供了条件。

第五节 项痹（颈椎病）

项痹，又称"颈筋急""肩颈痛"等，以颈部经常疼痛麻木，连及头、肩、上肢，并可伴有眩晕等为主要表现的疾病。痹证的最早记录见于《素问·痹论》。张仲景在《金匮要略》一书中对痹证做了进一步阐述，分为项痹等。

西医学中颈椎病又称颈椎综合征，是颈椎骨关节炎、增生性颈椎炎、颈神经根综合征、颈椎间盘脱出症的总称，是一种以退行性病理改变为基础的疾患。主要由颈椎长期劳损、骨质增生、椎间盘脱出、韧带增厚等因素所致，这些因素使颈椎脊髓、神经根或椎动脉受压，进而引发一系列功能障碍。表现为椎节失稳、松动，髓核突出或脱出，骨刺形成，韧带肥厚和继发的椎管狭窄等。这些变化刺激或压迫了邻近的神经根、脊髓、椎动脉及颈部交感神经等组织，从而引起一系列症状和体征。颈椎病可分为颈型颈椎病、神经根型颈椎病、脊髓型颈椎病、椎动脉型颈椎病、交感神经型颈椎病、混合型颈椎病。

（一）病因病机

项痹的发生主要与正虚劳损，感受外邪有关。正气虚弱，气血不足，筋脉失养，故不荣则痛；长期伏案，劳损过度，伤及筋脉，颈部气血瘀滞，或感受风寒湿等外邪，经络痹阻，气血不通，故不通则痛。

（二）诊断要点

主症 颈部疼痛、麻木、酸胀，连及头、肩、上肢疼痛，有相应的压痛点伴感觉异常。颈部僵直板硬，转动不灵，活动受限，上肢乏力，甚至肌肉萎缩，部分患者可有眩晕、耳鸣、头痛、视物模糊等症状。

颈肩上肢窜痛麻木，以痛为主，头有沉重感，颈部僵硬，活动不利，兼见恶寒畏风，舌淡红，苔淡白，脉弦紧。属风寒痹阻证。

颈肩上肢刺痛，痛处固定，兼见肢体麻木，舌质暗，脉弦。属气滞血瘀证。

头晕目眩，头痛如裹，兼见四肢麻木不仁，纳呆，舌暗红，苔厚腻，脉弦滑。属痰湿阻络证。

眩晕头痛，耳鸣耳聋，失眠多梦，兼见肢体麻木，面红目赤，舌红少津，脉弦。属肝肾不足证。

头痛目眩，兼见面色苍白，心悸气短，四肢麻木，倦怠乏力，舌淡，苔少，脉细弱。属气血亏虚证。

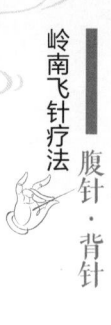

（三）治疗

1. 实证

【治法】理气祛邪，通经止痛。

【主穴】以岭南腹针上焦区、中焦区及岭南背针上焦区、中焦区为主。

【配穴】风寒痹阻者，加列缺、腰阳关；气滞血瘀者，加天枢、血海；痰湿阻络者，加阴陵泉、足三里、丰隆。

【操作】常规消毒后，岭南腹针采用岭南飞针疗法"飞行旋转式"手法，"一旋、二翻、三点头"，即刺手迅速翻腕，如飞鸟展翅一般将针迅速刺入皮下；岭南背针采用岭南飞针疗法"指压式"手法，"一压、二提、三旋转"，以浅刺为主，迅速将针刺入皮下。其余穴位以"飞行旋转式"手法刺入为主。腹部、背部交替治疗，选用电针连续波，留针20分钟后出针。

【方义】痹证的发生与气血失和密切相关，足阳明胃经行于腹部前正中线旁开2寸的侧线处，为多气多血之经，针刺之可促进诸经络气血运行，疏通经络。岭南腹针上焦区、中焦区对应心、肺、脾、胃，肺为华盖，最先受邪，即病防变，病未入里，针刺上焦区解表祛邪，固护卫气；又津液运行不畅，水饮、痰湿、瘀血阻滞，针刺中焦区健脾理气，通畅三焦，通络祛邪。督脉为"阳脉之海"，总督阳经，激发经气、脏腑机能；足太阳膀胱经背俞穴对应五脏六腑，针刺岭南背针上焦区、中焦区可调五脏神气，健运神机，温化寒湿痰邪，化瘀通络止痛。

2. 虚证

【治法】养肾益气，和血通络。

【主穴】以岭南腹针中焦区、下焦区及岭南背针中焦区、下焦区为主。

【配穴】肝肾亏虚者，加悬钟、三阴交；气血亏虚者，加关元、足三里。

【操作】常规消毒后，岭南腹针采用岭南飞针疗法"飞行旋转式"手法，"一旋、二翻、三点头"，即刺手迅速翻腕，如飞鸟展翅一般将针迅速刺入皮下；岭南背针采用岭南飞针疗法"指压式"手法，"一压、二提、三旋转"，以浅刺为主，迅速将针刺入皮下。其余穴位以"飞行旋转式"手法刺入为主。腹部、背部交替治疗，选择电针连续波，留针20分钟后出针。

【方义】岭南腹针中焦区属脾胃之区，脾胃为后天之本，气血生化之源，通过针刺可促进气血生成，精微布散，使肝肾得养；针刺岭南腹针下焦区可调补真元，引气血下养肾脏命门，固护肾气。岭南背针中焦区、下焦区相配，可益气健脾，补益肝肾，调和气血而止痹痛。

（四）病案举隅

廖某，女，46岁，2022年10月21日初诊。主诉：颈部疼痛伴左上肢麻木1周余。现病史：患者过度劳累后，在1周前出现颈部酸痛不适，伴左上肢麻木，自行外用膏药后症状缓解，但易反复。曾于当地卫生站就诊，诊断为颈椎病，接受西医药物治疗后症状未见明显好转，现来岭南飞针门诊就诊。

现症见：颈部酸楚疼痛，伴活动受限，转颈抬头时颈部左侧牵拉痛明显，左上肢麻木，纳可，眠差，难入睡，舌淡红，苔薄白，脉弦细。既往史：既往有高血压病史。查体：扣顶试验阴性，颈椎棘突、棘突旁压痛阳性，左侧臂丛神经牵拉试验阳性。

中医诊断：项痹（气血亏虚证）。

西医诊断：混合型颈椎病。

治当以补气活血，通络止痛为原则。初诊针刺选择俯卧位，以岭南飞针疗法三术为法。根据气血亏虚的证型特点，选取岭南腹针中焦区、下焦区及岭南背针中焦区、下焦区为治疗主穴，选取关元、气海、血海、足三里、三阴交为治疗配穴。腹部、下肢穴位连接电针连续波，留针20分钟后出针。针刺治疗1次后，患者颈部疼痛明显缓解，活动受限改善，抬头时颈部疼痛感明显减轻。嘱患者忌生冷油腻之品，次日复诊。

针刺治疗4周后，患者颈部酸痛基本消失，无活动受限，左上肢麻木明显改善，无头晕，舌淡红，苔薄白，脉细。半年后随访，自述现自行注意护理，颈部疼痛、活动受限症状未再出现。

【按语】本案患者为中年女性，病程较短，症状明显，病情反复，因体质虚弱，无力推动经络气血运行，致局部经脉不通，外加长时间劳累，劳则虚耗气血，引起气血更亏。气血亏虚无法濡养颈部筋脉，引起不荣则痛。气血不通兼之气血不足，则肢末失养，见肢体麻木。颈部脉络不通，气血不上充脑窍，则见头晕。患者病机为气血亏虚。治疗上，采用岭南飞针疗法，治当以补气活血，通络止痛为原则，选取岭南腹针中焦区、下焦区健脾理气，益气扶正，岭南背针中焦区、下焦区和血益肾，行气血，止痹痛，兼顾扶正与祛邪，补虚泻实，疏通经络，从而达到治疗的目的。

第六节 腰痛

腰痛又称"节伤""腰强""腰脊痛"等，是指腰部感受外邪，或因劳伤，或由肾虚而引起气血运行失调，脉络绌急，腰府失养所致的以腰部一侧或两侧疼痛为主要症状的一类病证。

西医学中腰痛是一种临床常见症状，引起腰痛的原因有很多。除运动系统疾病与外伤以外，其他疾病也可引起腰痛。如尿路感染或结石、肾小球肾炎、某些妇女疾病（盆腔炎、子宫后倾等）、妊娠、腰部神经根炎和某些腹部疾病皆可出现腰痛。腰部是人体用力最多的部位，为人体提供支持并保护脊柱，对长期在办公室久坐而缺少运动的人或对因为工作需要而要久站的人来说，维持一种体位或姿势太久，就容易造成腰部的疼痛并引发腰部及骶尾部的慢性骨-筋膜室综合征，也有的是在重复性损伤后积累发病。很多慢性腰痛与慢性骨-筋膜室综合征有关，原因可能与骨筋膜室内压力升高，腰部筋膜下间隙缩小，循环受阻，肌肉、神经缺血、缺氧有关。这种损害造成患者无论是多走、多坐还是多卧，都会腰痛，即长时间保持一种姿势就容易腰痛。本节腰痛主要指风湿性腰痛、腰肌劳损、腰椎间盘突出症等脊柱病变之腰痛。

（一）病因病机

中医学认为，腰为脊之下枢，藏髓之骨节，督脉之要道，藏诸筋，会诸脉。腰部扭挫、闪失，腰节受损，致使脊窍错移，气血瘀滞，筋肌挛急而痛。窍骸受损，突出于窍，碍于脊髓，诸脉络受阻，气血瘀滞于经络，则经气不通，不通则痛，不荣则痛，则见腰痛。经脉失掣，沿经脉所循而发为腿痛、麻木。

（二）诊断要点

主症 急性期：腰腿痛剧烈，活动受限明显，不能站立、行走，肌肉痉挛。缓解期：腰腿疼痛缓解，活动好转，但仍有痹痛，不耐劳。康复期：腰腿痛症状基本消失，但有腰腿乏力，不能长时间站立、行走。

腰腿痛如针刺，痛有定处，日轻夜重，腰部板硬，俯仰转侧困难，痛处拒按。舌质紫暗，或有瘀斑，脉弦紧或涩。属血瘀型。

腰腿冷痛重着，转侧不利，静卧痛不减，受寒及阴雨天疼痛加重，肢体发凉。舌质淡，苔白或腻，脉沉紧或濡缓。属寒湿型。

腰部疼痛，腿软无力，痛处有热感，遇热或雨天痛增，活动后痛减，恶热口渴，小便短赤。苔黄腻，脉濡数或弦数。属湿热型。

腰部酸痛，腿膝乏力，劳累更甚，卧则痛减。面色㿠白，手足不温，少气懒言，腰腿发凉，或有阳痿、早泄，妇女带下清稀。舌质淡，脉沉迟。属肾阳虚型。

腰腿痛缠绵日久，反复发作，乏力、不耐劳，劳则加重，卧则减轻，心烦失眠，口苦咽干。舌红少津，脉弦细而数。属肝肾亏虚型。

（三）治疗

1. 实证

【治法】行气活血，祛邪止痛。

【主穴】以岭南腹针中焦区及岭南背针上焦区、中焦区为主。

【配穴】血瘀者，加血海、太冲；寒湿者，加足三里、丰隆；湿热者，加阴陵泉、中极。

【操作】常规消毒后，岭南腹针采用岭南飞针疗法"飞行旋转式"手法，"一旋、二翻、三点头"，即刺手迅速翻腕，如飞鸟展翅一般将针迅速刺入皮下；岭南背针采用岭南飞针疗法"指压式"手法，"一压、二提、三旋转"，以浅刺为主，迅速将针刺入皮下。其余穴位以"飞行旋转式"手法刺入为主。腹部、背部交替治疗，选择电针连续波，留针20分钟后出针。

【方义】本病根据腰腿部症状，主要归属督脉、足太阳膀胱经和足少阳胆经。岭南腹针中焦区对应脾、胃、肝、胆，为人体气血运行要道，针刺中焦区可调整脾、胃、肝、胆功能，调动上下气机，使三焦通畅，气行湿化血和。督脉、足太阳膀胱经贯通腰部，督脉为腰之要道，阳气充盛，足太阳膀胱经多血多气，两经脉配合，相辅相成。针刺岭南背针上焦区、中焦区宣发气血瘀滞，激发脾脏经络气机，促进腰部气血运行，散邪通络止痛。

2. 虚证

【治法】补益肝肾，和血通络。

【主穴】以岭南腹针中焦区、下焦区及岭南背针中焦区、下焦区为主。

【配穴】肾阳虚者，加足三里、关元；肝肾阴虚者，加三阴交、太溪。

【操作】常规消毒后，岭南腹针采用岭南飞针疗法"飞行旋转式"手法，"一旋、二翻、三点头"，即刺手迅速翻腕，如飞鸟展翅一般将针迅速刺入皮下；岭南背针采用岭南飞针疗法"指压式"手法，"一压、二提、三旋转"，以浅刺为主，迅速将针刺入皮下。其余穴位以"飞行旋转式"手法刺入为主。腹部、背部交替治疗，选择电针连续波，留针20分钟后出针。

【方义】岭南腹针中焦区承上启下，针刺之可改善脾胃气机，养肝和血，针刺岭南腹针下焦区可引气血下归真元，补益先天，益肾强筋。岭南背针中焦区、下焦区相配，通畅督脉，使精微输布，肝肾得养，筋韧骨坚，腰府充实，腰膝不废。

（四）病案举隅

欧某，男，26岁，2023年2月3日初诊。主诉：反复腰部及骶尾部酸痛不适2年，加重1周。现病史：患者因职业原因，办公室久坐，2年前开始出现腰部及骶尾部酸痛不适，劳累后加重，卧床休息后可自行缓解，症状反复发作，逐渐加重，1周前加班工作后腰部及骶尾部疼痛加重并伴活动受限，疼痛影响睡眠，遂至当地医院门诊就诊，门诊医生予推拿正骨及西医止痛药治疗，效果尚可，但腰部及骶尾部僵硬及疼痛仍反复发作。

现症见：腰部及骶尾部疼痛明显，腰部活动受限，形体肥胖，舌质胖，边有齿痕，苔白厚腻，脉弦滑。既往史：既往有1型糖尿病病史，血糖控制尚可。查体：腰部活动受限，以前屈为主，腰椎侧弯，腰部及骶尾部肌肉僵硬、压痛，伴腰部及骶尾部叩击痛，左侧直腿抬高及加强试验阳性。辅助检查：当地医院腰部X线示脊柱侧弯，L4/L5椎间隙变窄，椎间盘中度突出。

中医诊断：腰痛（痰湿阻滞证）。

西医诊断：腰椎间盘突出症。

治当以化痰行气，通络止痛为原则。初诊针刺选择俯卧位，以岭南飞针疗法三术为法。根据痰湿阻滞的证型特点，选取岭南腹针中焦区、下焦区及岭南背针中焦区、下焦区为治疗主穴，选取中脘、足三里、阴陵泉、丰隆、三阴交为治疗配穴。腹部、下肢穴位连接电针连续波，留针20分钟后出针。出针后患者自述腰部及骶尾部不适减轻，腰部僵硬感稍缓解，活动受限改善，次日2诊反映夜间无明显腰痛不适，睡眠质量明显改善。

3诊后，腰部及骶尾部疼痛基本消失，腰部无僵硬感，腰部前伸幅度接近正常。

前后共治疗8次，患者腰部及骶尾部疼痛完全消失。3个月后电话随访，患者腰部僵硬、活动受限未见复发。

【按语】本案患者为青年男性，病程较长，病情反复发作，急性加重，症状明显，职业原因"久坐伤肉"，结合患者舌脉，又见脾虚之象，又因痰湿等外邪乘虚侵袭机体导致局部气血失和，经络不通，不通则痛；局部痰湿阻滞气机，导致腰部气机不通，经络闭塞，而致腰部疼痛明显；痰浊阻滞气机，经络不通，筋肉骨节失养，则腰部僵硬，活动受限。本病病机关键在于气机不通，外邪引动致气血失和，经络失调为其病机，本虚为脾气不足，标实为痰湿阻滞。治疗上，采用岭南飞针疗法，以调和气血，固本祛邪为原则，选取岭南腹针中焦区、下焦区益气健脾，扶助正气，岭南背针中焦区、下焦区通畅督脉，化痰行气，通络止痛，使通而无瘀，筋骨强，疼痛去，标本兼治，从而达到治疗目的。

第七节 头痛

头痛是指由外感或内伤，致使脉络拘急或失养，清窍不利所引起的以头颅上半部分，包括眉弓、耳轮上缘和枕外隆凸连线以上部位的疼痛。头痛既是病证，也是症状，可以发生于多种急（慢）性疾病过程中，有时亦是某些相关疾病加重或恶化的先兆。《黄帝内经》称本病为"脑风""首风"，《素问·风论》认为其病因乃外在风邪寒气犯于头脑而致。《素问·五脏生成》还提出"是以头痛巅疾，下虚上实"的病机。《伤寒论》在太阳病、阳明病、少阳病、厥阴病篇章中较详细地论述了外感头痛的辨证论治。西医将头痛分为原发性和继发性两类。前者病因不明确，也称为特发性头痛，常见的如偏头痛、紧张性头痛；后者病因可涉及各种颅内病变如脑血管疾病、颅内感染、颅脑外伤等，全身性疾病如发热、内环境紊乱及滥用精神活性药物等亦可见头痛。发病年龄常见于青年、中年和老年。本病近年来发病率呈上升趋势，针灸为治疗该疾病的重要手段之一，疗效显著。

（一）病因病机

1. 感受外邪

多因起居不慎，坐卧当风，风寒湿热等外邪上犯于头，清阳之气受阻，气血不畅，阻遏络道而发为头痛。外邪中以风邪为主，风为阳邪，"伤于风者，上先受之"。

2. 情志郁怒

长期精神紧张、忧郁，肝气郁结，肝失疏泄，络脉失于条达拘急而

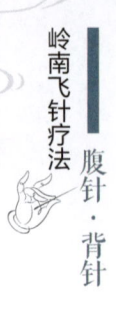

头痛；或平素性情暴逆，恼怒太过，气郁化火，日久肝阴被耗，肝阳失敛而上亢，气壅脉满，清阳受扰而头痛。

3. 饮食不节

素嗜肥甘厚味，暴饮暴食，或劳伤脾胃，脾阳不振，脾不能运化转输水津，聚而痰湿内生，以致清阳不升，浊阴不降，清窍为痰湿所蒙；或痰阻脑脉，痰瘀痹阻，气血不畅，均可致脑失清阳、精血之充，脉络失养而痛。如朱丹溪所言"头痛多主于痰"。饮食伤脾，气血化生不足，气血不足以充营脑海，亦为头痛之病因病机。

4. 内伤头痛

多见于先天禀赋不足，或劳欲伤肾，阴精耗损，或年老气血衰败，或久病不愈，产后、失血之后，营血亏损，气血不能上营于脑，髓海不充则可致头痛。此外，外伤跌扑，或久病入络，络行不畅，血瘀气滞，脉络失养也易致头痛。

（二）诊断要点

本病的证候特征为患者自觉头部包括前额、额颞、顶枕等部位疼痛。按部位中医有在太阳、阳明、少阳，或在太阴、厥阴、少阴，或痛及全头的不同，但以偏头痛者居多。按头痛的性质，有掣痛、跳痛、灼痛、胀痛、重痛、头痛如裂、空痛、隐痛或昏痛等。按头痛发病方式，有突然发作，有缓慢而病。疼痛时间有持续疼痛，痛无休止，有痛势绵绵，时作时止。根据病因，还有相应的伴发症状。

1. 辨外感内伤

可根据起病方式、病程长短、疼痛性质等特点进行辨证。外感头痛，一般发病较急，病势较剧，多表现为掣痛、跳痛、胀痛、重痛、痛无休止，每因外邪所致。内伤头痛，一般起病缓慢，痛势较缓，多表现为隐痛、空痛、昏痛、痛势悠悠，遇劳则剧，时作时止。

2. 辨疼痛性质

辨疼痛性质有助于分析病因。掣痛、跳痛，多为阳亢、火热所致；

重痛，多为痰湿；冷感而刺痛，为寒厥；刺痛固定，常为瘀血；痛而胀者，多为阳亢；隐痛绵绵或空痛者，多精血亏虚；痛而昏晕者，多气血不足。

3. 辨疼痛部位

辨疼痛部位有助于分析病因及所属脏腑、经络。一般气血虚弱、肝肾阴虚者，多全头作痛；阳亢者，痛在枕部，多连颈肌；寒厥者，痛在巅顶；肝火者，痛在两颞。就经络而言，前部为阳明经，后部为太阳经，两侧为少阳经，巅顶为厥阴经。

4. 辨诱发因素

因劳倦而发，多为内伤，气血阴精不足；因气候变化而发，常为寒湿所致；因情志波动而加重，与肝火有关；因饮酒或暴食而加重，多为阳亢；外伤之后而痛，应属瘀血。

（三）治疗

【治法】疏调经脉，通经止痛。

【主穴】阳明头痛以岭南腹针中焦区、岭南背针中焦区为主；少阳头痛以岭南腹针中焦区、岭南背针中焦区为主；太阳头痛以岭南腹针下焦区、岭南背针下焦区为主；厥阴头痛以岭南腹针中焦区、岭南背针中焦区为主；全头痛以岭南腹针上焦区、中焦区、下焦区及岭南背针、上焦区、中焦区、下焦区为主。

【配穴】外感头痛：风寒头痛配风池、列缺，风热头痛配大椎、曲池，风湿头痛配偏历、阴陵泉。内伤头痛：肝阳上亢配太冲、侠溪、三阴交，肾精不足配太溪、三阴交，气血亏虚配气海、足三里，痰浊上扰配丰隆，瘀阻脑络配血海。

【操作】常规消毒后，岭南腹针采用岭南飞针疗法"飞行旋转式"手法，"一旋、二翻、三点头"，即刺手迅速翻腕，如飞鸟展翅一般将针迅速刺入皮下；岭南背针采用岭南飞针疗法"指压式"手法，"一压、二提、三旋转"，以浅刺为主，迅速将针刺入皮下。风池针尖向鼻

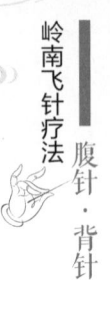

尖斜刺0.8～1.2寸，列缺向上斜刺0.5～0.8寸，偏历直刺0.5～0.8寸。大椎、太溪、太冲、侠溪直刺0.5～1寸，阴陵泉、足三里直刺1～2寸；三阴交、气海、丰隆、血海、曲池直刺1～1.5寸。选择电针连续波，留针20分钟后出针。

【方义】头为神明之府、诸阳之会，五脏精华之血、六腑清阳之气皆上注于头。腹针和背针的选区以疼痛部位为主要依据，以调和气血，通络止痛。腹部是脏腑所在的主要区域，分布着大量经脉，将气血向全身输布，因此飞针浅刺腹部区域可调整气血阴阳，实现人体阴阳动态平衡，从而使头部阴平阳秘，气从以顺。针刺督脉与足太阳膀胱经腧穴，可调理经气，振奋诸阳，提纲挈领，通过头面部的各条阳经，使得神有所归，气有所定。

（四）病案举隅

陈某，男性，38岁，货车司机，2022年3月22日以"反复头痛4年余，加重2周"为主诉就诊。4年前因车祸撞伤额颞部，未见外伤出血，头部未见瘀斑，头颅CT未见明显异常，当时稍感恶心，无呕吐，休息数小时后可缓解。之后反复出现额颞部疼痛，以突发刺痛为主，多在夜间出现，平日偶有胸闷和胁肋部胀痛，情志抑郁不舒，沉默寡言。

现症见：头部刺痛，唇舌紫暗，舌边见瘀点，苔薄白，脉细涩。

中医诊断：头痛（气滞血瘀证）。

西医诊断：继发性头痛。

治当以行气活血，通络止痛为原则。初诊针刺以岭南飞针疗法三术为法。根据疼痛部位以前额为主，选取岭南腹针中焦区、下焦区及岭南背针中焦区为治疗主穴。根据气滞血瘀的证型特点，选取血海、膻中、太冲为治疗配穴。腹部穴位连接电针连续波，留针20分钟后出针。腹针与背针交替执行，每5天休息1天。第1个疗程结束后患者每次头痛的发作时间缩短，痛势减轻，情志明显较前开朗，舌红稍紫，脉仍有滞涩感。第2个疗程结束后患者头痛的发作频率明显减少，脉象从容缓和。

【按语】头痛的治疗应先分内外虚实，再辨经络。外感头痛的治疗当以祛邪活络为主，视其所受外邪性质，分别采用祛风、散寒、化湿、清热等法。内伤头痛多虚，治疗以补虚为要，视其所虚，分别采用益气升清、滋阴养血、益肾填精等法。再根据头痛经络归经以选区。本案患者的头痛由外伤引起，日久脑中瘀血阻滞，加之患者肝气不舒，加重血瘀状态，发为头痛。本病病机关键在于气滞、血瘀并存。治疗上，采用岭南飞针疗法，调和阴阳，活血行气，化瘀通络，以化解瘀滞，从根本上改善患者头痛的症状。

第八节 眩晕

眩晕是目眩和头晕的总称，两者常同时并见，故统称为"眩晕"，患者视物旋转或感觉自身旋转，不敢睁眼，同时可伴有步态不稳、不能直线行走等共济失调症状及恶心、呕吐、不同程度耳鸣、眼球震颤等。《说文解字》云："眩，目无常主也；晕，日月气也。"《黄帝内经》对其涉及脏腑、病性归属方面均有记述，如《素问·至真要大论》认为"诸风掉眩，皆属于肝"，指出眩晕与肝关系密切。《灵枢·卫气》认为"上虚则眩"，《灵枢·口问》说"上气不足，脑为之不满，耳为之苦鸣，头为之苦倾，目为之眩"，《灵枢·海论》认为"脑为髓海"，而"髓海不足，则脑转耳鸣"，认为眩晕一病以虚为主。汉代张仲景认为痰饮是眩晕发病的原因之一，为后世"无痰不作眩"的论述提供了理论基础，并且用泽泻汤及小半夏加茯苓汤治疗眩晕。西医认为本病是由平衡器官病变或功能紊乱所致的一种异常的旋转运动感觉，并常伴有平衡功能的丧失。

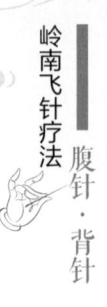

眩晕分为周围性眩晕和中枢性眩晕。前者由内耳迷路或前庭部分、前庭神经颅外段（在内听道内）病变引起，包括急性迷路炎、梅尼埃病等。后者是指前庭神经核、脑干、小脑和大脑颞叶病变引起的眩晕。眩晕为临床常见病证，多见于中老年人，亦可发于青年人。本病可反复发作，妨碍正常工作及生活，严重者可发展为中风、厥证或脱证而危及生命。临床上用针灸防治眩晕，对控制眩晕的发生发展具有较好的效果。

（一）病因病机

眩晕的病位在头窍，与肝、脾、肾三脏有关。由情志不畅、饮食内伤、体虚久病、失血劳倦及外伤、手术等病因引起风、火、痰、瘀上扰清空或由精亏血少所致，清窍失养为基本病机。眩晕的病理变化多为虚实两端，虚者为髓海不足，清窍失养；实者为风、火、痰、瘀扰乱清空。病性以虚者为多，气血亏虚、肾精不足、肝肾亏虚所导致的眩晕多为虚证；因痰浊中阻、瘀血阻窍、肝阳上亢所导致的眩晕属实证或本虚标实之证。在病变过程中，各个证候之间彼此影响，相互转化。

（二）诊断要点

1. 辨主症

头晕、目眩。轻者仅眼花，头重脚轻，或摇晃浮沉感，闭目即止；重则如坐车船，视物旋转，甚则欲仆。

2. 辨脏腑

眩晕病位虽在清窍，但与肝、脾、肾三脏功能失常关系密切。肝阴不足，肝郁化火，均可导致肝阳上亢，眩晕兼见头胀痛、面潮红等症状。脾虚气血生化乏源，眩晕兼有纳呆、乏力、面色㿠白等；脾失健运，痰湿中阻，眩晕兼见纳呆、呕恶、头重、耳鸣等。肾精不足之眩晕，多兼有腰酸腿软、耳鸣如蝉等。

3. 辨虚实

眩晕以虚证居多，挟痰挟火亦兼有之。一般新病多实，久病多虚，体壮者多实，体弱者多虚，呕恶、面赤、头胀痛者多实，体倦乏力、耳鸣如蝉者多虚，发作期多实，缓解期多虚。病久常虚中夹实，虚实夹杂。

4. 辨体质

面白而肥多为气虚多痰，面黑而瘦多为血虚有火。

5. 辨标本

眩晕以肝肾阴虚、气血不足为本，风、火、痰、瘀为标。其中阴虚多见咽干口燥，五心烦热，潮热盗汗，舌红，少苔，脉弦细数；气血不足则见神疲倦怠，面色不华，爪甲不荣，纳差食少，舌淡嫩，脉细弱。标实又有风性主动，火性上炎，痰性黏滞，瘀性留著之不同，要注意辨别。

（三）治疗

1. 实证

【治法】平肝潜阳，化痰定眩。

【主穴】以岭南腹针中焦区、岭南背针中焦区为主。

【配穴】肝阳上亢者，配行间、侠溪、太溪；寒凝者，加归来；痰湿中阻者，配中脘、丰隆、阴陵泉。

【操作】常规消毒后，岭南腹针采用岭南飞针疗法"飞行旋转式"手法，"一旋、二翻、三点头"，即刺手迅速翻腕，如飞鸟展翅一般将针迅速刺入皮下，以泻法稍行针；岭南背针采用岭南飞针疗法"指压式"手法，"一压、二提、三旋转"，针尖向上，以浅刺为主，迅速将针刺入皮下。行间、侠溪直刺0.3~0.5寸，太溪直刺0.5~1寸，归来、中脘、丰隆直刺1~1.5寸，阴陵泉直刺1~2寸。选择电针连续波，留针20分钟后出针。

【方义】本病病位在头，实证多由肝阳上扰引起，岭南飞针疗法通过腹针浅刺可疏利肝胆气机，清利脑窍以定眩，还可宽胸理气，化痰止呕。足太阳膀胱经为背俞穴所在经脉，可调治五脏六腑，背部中焦区

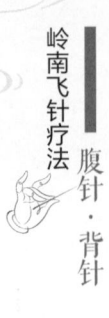

肝、胆、脾、胃脉气充盛，针刺岭南背针中焦区可调理中焦气机，冲和亢盛之气。

2. 虚证

【治法】益气养血，补肾益心。

【主穴】以岭南腹针中焦区及岭南背针中焦区、下焦区为主。

【配穴】肾精亏虚者，配志室、悬钟、三阴交；气血不足者，配气海、脾俞、胃俞。

【操作】常规消毒后，岭南腹针采用岭南飞针疗法"飞行旋转式"手法，"一旋、二翻、三点头"，即刺手迅速翻腕，如飞鸟展翅一般将针迅速刺入皮下；岭南背针采用岭南飞针疗法"指压式"手法，"一压、二提、三旋转"，浅刺且针尖向下，随经脉去向进针。志室直刺0.5~0.8寸，悬钟、三阴交、气海直刺1~1.5寸；脾俞、胃俞斜刺0.5~0.8寸。选择电针连续波，留针20分钟后出针。

【方义】阳明为多气多血之经，故相应阳明区气血充盛，岭南腹针中焦区属脾胃之区，脾胃乃后天之本，气血生化之源，飞针浅刺相应区域可调动气血运行，以助脾胃运化水谷，化生气血。配合岭南背针中焦区、下焦区可调补脾肾，益血生髓。

（四）病案举隅

张某，男，61岁，退休，2021年3月29日以"头晕5年余，加重3天"为主诉就诊。既往体质尚可，体位改变时出现头晕，无天旋地转感及踩棉花感，平日气短疲惫，活动后加重，胃纳较差，排便无力，大便多溏泄。3天前头晕加重，呈持续状态，体位从低至高改变时，出现一过性黑矇，站立不稳，数秒钟后缓解。

现症见：头晕气短乏力，面色苍白，眼睑及嘴唇无血色，舌淡白，苔薄白，脉沉细无力。

中医诊断：眩晕（气血亏虚证）。

西医诊断：后循环缺血。

治当以益气养血，健运脾胃为原则。初诊针刺以岭南飞针疗法三术为法。根据气血亏虚的证型特点，选取岭南腹针中焦区、下焦区及岭南背针中焦区为治疗主穴，选取血海、足三里为治疗配穴。腹部穴位连接电针连续波，留针20分钟后出针。疗程共10天，腹针与背针交替执行，每5天休息1天。疗程结束后患者自述眩晕症状缓解，一过性黑矇消失，胃纳改善，疲乏感减轻，眼睑、嘴唇较前红润。

【按语】眩晕的治疗原则主要是补虚而泻实，调整阴阳。虚证以肾精亏虚、气血衰少居多，精虚者宜填精生髓，滋补肝肾，气血虚者宜益气养血，调补脾肾。实证则以潜阳、泻火、化痰、逐瘀为主要治法。本案患者为老年男性，证属气血亏虚证，患者年老体虚，脏腑功能衰退，脾胃气虚，运化无力，水谷精微无法化生气血，气虚则血无以行，血虚则无以上荣头目，日久则眩晕。本病病机关键在于脾胃虚弱，气血不足。治疗上，采用岭南飞针疗法调补脾胃，以助气血化生，调气行血以助气血运行、濡养周身。腹部任脉属阴，为"阴脉之海"，背部督脉属阳，为"阳脉之海"，阴阳同调，则卫阳与营阴同生，取得气血同补的效果。

第九节 痴呆

痴呆，是以呆傻愚笨为主要临床表现的一种神志疾病。关于痴呆的记载最早见于《灵枢·天年》："六十岁，心气始衰，苦忧悲，血气懈惰，故好卧……八十岁，肺气衰，魄离，故言善误。"其轻者可见寡言少语，反应迟钝，善忘等症；重则表现为神情淡漠，终日不语，哭笑无常，分辨不清昼夜，外出不知归途，不欲食，不知饥，二便失禁等，生活不能自理。本文所讨论的内容为成年人痴呆，小儿先天性痴呆不在讨

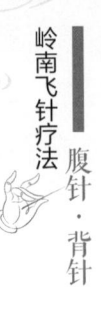

论之列。西医学的痴呆综合征，包括阿尔茨海默病、血管性痴呆、正常压力脑积水、脑肿瘤、麻痹性痴呆、中毒性脑病等。其中最常见的是阿尔茨海默病、血管性痴呆，不包括老年抑郁症、老年精神病。当上述疾病出现类似本节的证候者，可参考本节进行辨证论治。

（一）病因病机

痴呆多由七情内伤、久病年老等病因，导致髓减脑消，神机失用而致，是以本虚标实为特征的老年常见疾病。本虚为肾精不足，髓海亏虚，清阳不升；标实为痰浊、瘀血蒙蔽清窍，闭阻脑络。肾为先天之本，肾虚则五脏虚衰，津液气血失却运化导致痰浊、瘀血等的产生，即因虚致实；痰瘀为患又阻碍气血津液的生成和输布，使本虚更甚，即因实致虚。本虚标实互为因果，形成恶性循环，使得病程缠绵，病证多端。

（二）诊断要点

主症 表现纷繁多样，总以渐进加重的善忘前事、呆傻愚笨及性情改变为其共有特征症状。

神情恍惚，言语颠倒，善忘，判断错乱，多疑善虑，心悸不安，兼见眩晕头痛，心烦不寐，咽干舌燥，尿赤便干，舌红，苔黄，脉弦数。属心肝火盛证。

精神抑郁，神情呆滞或神思不敏，言语迟钝，静而少言，健忘嗜睡，哭笑无常，失认失算，闭门独户，不欲见人，兼见头重如裹，腹胀痞满，倦怠乏力，纳呆气短，舌淡，苔厚腻，脉濡滑。属痰浊阻窍证。

神情恍惚，目光晦暗，语言涩滞，忘却前事，不慧失聪，辨认错乱，兼见头痛如刺，口干不欲饮，久病反复加重或肢体麻木不遂，舌紫暗，有瘀斑、瘀点，苔薄白，脉弦细或涩。属瘀滞脑络证。

神情呆滞，远近无记，反应迟钝，言不达意，发脱齿落，步履艰难，忽笑忽哭，失认失算，行为幼稚，兼见头晕耳鸣，倦怠思卧，毛发枯槁，骨软痿弱，舌淡，苔白，脉沉细弱，两尺无力。属髓海不足证。

神情恍惚，双目少神，形瘦神疲，言语不清，心神不定，举动不经，善忘善惑，失认失算，兼见颧红盗汗，眩晕耳鸣，肌肤不荣，筋惕肉瞤，舌红，少苔，脉弦细数。属肝肾亏虚证。

（三）治疗

1. **实证**

【治法】理气通络，祛邪醒窍。

【主穴】以岭南腹针中焦区，岭南背针上焦区、中焦区及岭南头皮针厥阴1组、2组，太阳2组为主。

【配穴】心肝火盛者，加劳宫、太冲；痰浊阻窍者，加丰隆、足三里；瘀滞脑络者，加内关。

【操作】常规消毒后，岭南腹针采用岭南飞针疗法"飞行旋转式"手法，"一旋、二翻、三点头"，即刺手迅速翻腕，如飞鸟展翅一般将针迅速刺入皮下；岭南背针采用岭南飞针疗法"指压式"手法，"一压、二提、三旋转"，以浅刺为主，迅速将针刺入皮下；岭南头皮针采用岭南飞针疗法"注射式"手法，"一拍、二推、三旋转"，即腕背屈后，突然手腕掌屈，沿皮快速推入，顺势旋转，迅速将针刺入。其余穴位以"飞行旋转式"手法刺入为主。腹部、背部交替治疗，选择电针连续波，留针20分钟后出针。

【方义】腹为阴、为机体中心，腹部同时为手、足三阴经所会之处，正中为任脉，针刺岭南腹针中焦区可疏肝健脾，调畅整体气血，使脉道通畅，邪有出路。督脉为"阳脉之海"，足太阳膀胱经多气多血，背部脉气充盛，针刺岭南背针上焦区、中焦区可宣郁清热通络，泻气血津液之余，实邪可去。头为元神之府，脑为髓海，心为神之舍，主血脉，手厥阴心包经属心系，手太阳小肠经与手少阴心经相表里，通过针刺岭南头皮针厥阴1组、2组及太阳2组，可调神醒脑，又可通络开窍，理气血，清热化痰散瘀。

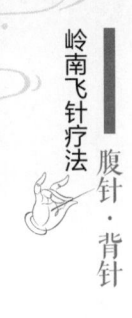

2. 虚证

【治法】补脏填精，益脑增智。

【主穴】以岭南腹针中焦区、下焦区，岭南背针中焦区、下焦区及岭南头皮针阳明2组、厥阴3组为主。

【配穴】髓海不足者，加太溪、悬钟；肝肾亏虚者，加中封、三阴交。

【操作】常规消毒后，岭南腹针采用岭南飞针疗法"飞行旋转式"手法，"一旋、二翻、三点头"，即刺手迅速翻腕，如飞鸟展翅一般将针迅速刺入皮下；岭南背刺针采用岭南飞针疗法"指压式"手法，"一压、二提、三旋转"，以浅刺为主，迅速将针刺入皮下；岭南头皮针采用岭南飞针疗法"注射式"手法，"一拍、二推、三旋转"，即腕背屈后，突然手腕掌屈，沿皮快速推入，顺势旋转，迅速将针刺入。其余穴位以"飞行旋转式"手法刺入为主。腹部、背部交替治疗，选择电针连续波，留针20分钟后出针。

【方义】岭南腹针中焦区属脾胃之区，脾胃乃后天之本，气血生化之源，针刺之可促进气血津液生成，脾精散布，使髓海元神得养；针刺岭南腹针下焦区可补益肝肾精血，培固真元，无失其本。岭南背针中焦区、下焦区相辅相成，改善肝、脾、肾功能，协调五脏六腑气血阴阳，使营养精微充足，精充髓足，气血不断运行上达脑窍。头为元神之府，脑为髓海，心为神之舍，主血脉，手厥阴心包经属心系，通过针刺岭南头皮针厥阴3组，可充髓养神，益脑增智；胃与脾相表里，阳明经多气多血，针刺岭南头皮针阳明2组，可益气补血，滋养肝肾，化精生髓。

（四）病案举隅

张某，男，81岁，2022年11月4日初诊。主诉：行动迟缓，精神呆滞6个月。现病史：近6个月，患者出现精神疲倦，自觉肢体乏力，表情呆滞，语言不畅，面色晦暗，行动迟缓，自服血塞通胶囊等中成药，症状未见明显改善，反而逐渐加重。

现症见：表情淡漠，面色晦暗，反应迟缓，肢体乏力，活动不利，语言謇涩，四末不温，舌质暗红，有瘀点，苔黄腻，脉沉涩。既往史：2年前患者因脑梗死入院，经药物保守治疗后好转出院，有高血压病史多年，规律服药。查体：血压145/98mmHg。辅助检查：外院头颅CT显示左侧基底节多发腔隙性脑梗死。

中医诊断：痴呆（肾亏气虚证、血瘀痰阻证）。

西医诊断：血管性痴呆。

治当以补肾益气，化痰开窍，活血通络为原则。初诊针刺以岭南飞针疗法三术为法。根据肾亏气虚、血瘀痰阻的证型特点，选取岭南腹针中焦区、下焦区，岭南背针上焦区、中焦区、下焦区及岭南头皮针厥阴1组、2组、3组，阳明2组为治疗主穴，选取太溪、悬钟、丰隆、足三里、三阴交、关元为治疗配穴。腹部、下肢穴位连接电针连续波，留针20分钟后出针。嘱患者忌生冷油腻之品，次日复诊。

连续针刺治疗5周后，患者精神较前好转，表情较前自然，面色较前红润，反应较前灵敏，可在提问后即刻回答，肢体较前灵活，语言较前流利，四末较前温暖，舌质暗红，瘀点较前减少，苔白稍腻，脉沉。

目前继续坚持针刺治疗，症状逐渐改善。

【按语】本案患者为老年男性，病程相对较短，但症状明显，伴有基础疾病，机体状况欠佳，病情逐渐加重，年老久病，肾气虚衰，肾虚水无所主，脾虚不能运化水湿，湿聚生痰，痰浊阻络，气血停滞，痰瘀互结经脉三焦，阻碍气血津液的生成和输布，则本虚更甚，因虚致实，因实致虚，本虚标实互为因果，形成恶性循环，导致髓减脑消，神机失用而致本病。本病病机关键在于本虚清阳不升，标实闭阻脑络。正如《灵枢·天年》所云："血气虚，脉不通，真邪相攻，乱而相引，故中寿而尽也。"清代医家王清任在《医林改错》中说："灵机记性在脑者，因饮食生气血，长肌肉，精汁之清者，化而为髓，由脊骨上行入脑，名为脑髓。"治疗上，采用岭南飞针疗法，以补肾益气，化痰开窍，活血通络为原则，选取岭南腹针中焦区、下焦区健运脾胃，培本固

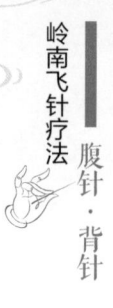

元，岭南背针上焦区、中焦区、下焦区相辅相成，加强整体气机血运，协调脏腑阴阳，同时配合岭南头皮针厥阴1组、2组、3组及阳明2组，调神醒脑，理气通络祛邪，又兼养血和血，通调全身，补脑益智养神，从而达到治疗的目的。

第十节 颤证

颤证，又称"振掉""颤振""震颤"，是以头部或肢体摇动颤抖，不能自制为主要临床表现的一种病证。轻者表现为头摇动或手足微颤，重者可见头部震摇，肢体颤动不止，甚则肢节拘急，失去生活自理能力。该病最早记载于《黄帝内经·素问》。西医学中，临床以头及四肢颤动、振摇为主要特征，常伴有肢体拘急强直、表情呆板、步态慌张、语涩流涎等症状，如帕金森病、肝豆状核变性、小脑病变的姿势性震颤、原发性震颤、甲状腺功能亢进症等病。凡具有颤证临床特征的锥体外系疾病和某些代谢性疾病，均可归类为中医学"颤证"范畴。

（一）病因病机

颤证病在筋脉，与肝、脾、肾等脏关系密切，常见原因有年老体虚、情志过极、房事不节、饮食所伤、劳逸失当，或久病脏腑受损，气血亏虚，痰瘀内盛，导致气血阴精亏虚，不能濡养筋脉，或痰浊、瘀血壅阻经脉，或热甚动风，扰动筋脉，而致肢体拘急颤动。

（二）诊断要点

主症 头部及肢体颤抖、摇动，不能自制，甚者颤动不止，四肢强急。常伴动作笨拙、活动减少、多汗流涎、语言缓慢不清、烦躁不寐、神识呆顿等症状。

颤动粗大，程度较重，不能自制。兼见眩晕耳鸣，面赤烦躁，易激动，心情紧张时颤动加重，伴有肢体麻木，口苦而干，语言迟缓不清，流涎，尿赤，大便干。舌质红，苔黄，脉弦。属风阳内动证。

头摇不止，肢麻震颤，重则手不能持物。兼见头晕目眩，胸脘痞闷，口苦、口黏，甚则口吐痰涎。舌体胖大，边有齿痕，舌质红，苔黄腻，脉弦滑数。属痰热风动证。

头摇肢颤，面色苍白，表情淡漠，神疲乏力，动则气短。兼见心悸健忘，眩晕，纳呆。舌体胖大，舌质淡红，苔薄白滑，脉沉濡无力或沉细弱。属气血亏虚证。

头摇肢颤，持物不稳，腰膝酸软。兼见失眠心烦，头晕，耳鸣，善忘，老年患者常兼有神呆、痴傻。舌质红，苔薄白或红绛无苔，脉象细数。属髓海不足证。

头摇肢颤，筋脉拘挛，畏寒肢冷，四肢麻木。兼见心悸懒言，动则气短，自汗，小便清长或自遗，大便溏。舌质淡，苔薄白，脉沉迟无力。属阳气虚衰证。

（三）治疗

1. 实证

【治法】镇肝息风，祛邪止颤。

【主穴】以岭南腹针中焦区、岭南背针中焦区及岭南头皮针厥阴1组、2组，少阳2组为主。

【配穴】风阳内动者，加风府、三阴交、合谷、太冲；痰热风动者，加曲池、丰隆、阳陵泉。

【操作】常规消毒后，岭南腹针采用岭南飞针疗法"飞行旋转式"手法，"一旋、二翻、三点头"，即刺手迅速翻腕，如飞鸟展翅一般将针迅速刺入皮下；岭南背针采用岭南飞针疗法"指压式"手法，"一

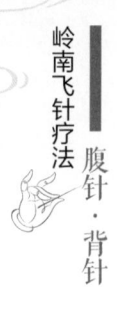

压、二提、三旋转",以浅刺为主,迅速将针刺入皮下;岭南头皮针采用岭南飞针疗法"注射式"手法,"一拍、二推、三旋转",即腕背屈后,突然手腕掌屈,沿皮快速推入,顺势旋转,迅速将针刺入。其余穴位以"飞行旋转式"手法刺入为主。腹部、背部交替治疗,选择电针连续波,留针20分钟后出针。

【方义】腹部正中走行的是任脉,为"阴脉之海",两旁循行有阴阳脉,与脏腑相通,针刺岭南腹针中焦区,调理任脉,滋阴以潜阳,又调畅中焦脏腑气机,疏理肝气,协调气血阴阳。督脉总督阳经,足太阳膀胱经为全身循行最长且穴位最多的经脉,脏气所在,针刺督脉、岭南背针中焦区,调肝之所用,泻阳热之有余,清热祛风。头为诸阳之会,手、足三阳经皆与头部联系,手、足三阴经通过经别合于相表里的三阳经,间接关联头部,头部直接或间接调节诸经络生理功能。头为精明之府,脑为髓海,针刺头部可直接起到开窍调神的作用。岭南飞针疗法通过针刺头部厥阴1组、2组及少阳2组,起醒脑开窍作用的同时调节肝胆两经亢阳,潜阳息风镇颤。

2. 虚证

【治法】温阳养阴,柔筋止颤。

【主穴】以岭南腹针中焦区、下焦区,岭南背针下焦区及岭南头皮针厥阴1组、太阳1组为主。

【配穴】气血亏虚者,加足三里、阴陵泉;髓海不足者,加太溪、三阴交、悬钟;阳气虚衰者,加关元、气海、阳陵泉。

【操作】常规消毒后,岭南腹针采用岭南飞针疗法"飞行旋转式"手法,"一旋、二翻、三点头",即刺手迅速翻腕,如飞鸟展翅一般将针迅速刺入皮下;岭南背针采用岭南飞针疗法"指压式"手法,"一压、二提、三旋转",以浅刺为主,迅速将针刺入皮下;岭南头皮针采用岭南飞针疗法"注射式"手法,"一拍、二推、三旋转",即腕背屈后,突然手腕掌屈,沿皮快速推入,顺势旋转,迅速将针刺入。其余穴位以"飞行旋转式"手法刺入为主。腹部、背部交替治疗,选择电针连续波，留针20分钟后出针。

【方义】 岭南腹针中焦区、下焦区属脾、胃、肝、肾之区，脾胃乃后天之本，气血生化之源，肾为先天之本，通过针刺可促进气血生成，调补气血，使先天得养，肾精充足，肝阴得充，肝用得调。针刺岭南背针下焦区可引火归原，阳在其位，则肾气充足，肾精得化，阴阳互长。针刺岭南头皮针厥阴1组可调理厥阴、任脉之经脉气血，滋养肝阴，恢复肝之藏泻功能，阳得阴守而不越；针刺岭南头皮针太阳1组可生血增津液，润养筋脉，缓急止颤。

（四）病案举隅

黄某，女性，79岁，2021年8月16日初诊。主诉：右上肢不自主震颤1年余，加重2个月。现病史：患者2020年开始出现右上肢不自主震颤，于当地人民医院住院，检查结果显示酒精试验阳性，美多芭试验阴性，头颅CT未见明显异常，诊断为原发性震颤，经药物治疗后症状无改善（具体治疗不详）。2个月前右上肢震颤症状加重，伴右上肢僵硬，影响日常生活，遂就诊。

现症见：形体消瘦，右上肢不自主震颤，伴右上肢僵硬，震颤幅度2~5cm，频率约10次/s，情绪紧张、活动时加重，安静时震颤可停止，精细动作欠稳准，纳眠差，小便可，大便干结，舌暗红，苔薄黄稍腻，脉弦细。查体：共济运动检查失调。辅助检查：外院头颅CT未见明显异常。

中医诊断：颤证（肝肾亏虚证、髓海失养证）。

西医诊断：原发性震颤。

治当以补益肝肾，填髓安神，柔筋止颤为原则。初诊针刺以岭南飞针疗法三术为法。根据肝肾亏虚、髓海不足的证型特点，选取岭南腹针中焦区、下焦区，岭南背针上焦区、中焦区、下焦区及岭南头皮针厥阴1组、太阳1组为治疗主穴。根据肝肾亏虚、髓海不足的证型特点，选取太溪、三阴交、悬钟为治疗配穴。腹部、下肢、背部穴位连接电针连波，留针20分钟后出针。

治疗1个疗程后，患者右上肢震颤频率较前减少，5～6次/s，幅度变小，1～2cm，指鼻动作较前稳准，睡眠较前改善，时间延长1小时，大便较前通畅，质较前湿润。

3个疗程后，患者右上肢体震颤继续改善，仅在剧烈活动时出现，肢体僵硬较前减轻，精细动作较前稳准，可使用筷子进食。

【按语】本案患者为老年女性，病程长，症状明显，病情较重，体虚久病，精虚髓空，脑髓失养，阴阳失调，肢体运动不能得脑神控制而发为本病。颤证的病因病机在《素问·至真要大论》记载为"诸风掉眩，皆属于肝"。《素问·脉要精微论》云："骨者髓之府，不能久立，行则振掉，骨将惫矣。"脑为髓海，五脏六腑之精气藏于肾，肾主骨生髓，"精"与"髓"上注于脑，临床常见水不涵木、肝肾两虚、肾亏髓减、髓海失充、脑神失守，加之木失所养而致下虚阳亢、阴阳失调，遂发为颤证。治疗上，采用岭南飞针疗法，治当以补益肝肾，填髓安神，柔筋止颤为原则，选取岭南腹针中焦区、下焦区及岭南背针上焦区、中焦区、下焦区，疏肝理气，引火归原，益肾填精补髓，配合岭南头皮针厥阴1组、太阳1组，滋阴潜阳，养肝体、制肝用，从而达到标本同治、扶正祛邪止颤的目的。

第十一节 痿病

痿病是因外感或内伤，使精血受损，肌肉筋脉失养，以致肢体筋脉弛缓，软弱无力，不能随意运动或伴有肌肉萎缩的一种病证，临床以下肢痿弱较为常见，亦称"痿躄"。根据本病的临床表现，西医学中多发性神经炎、周期性麻痹、运动神经元疾病、脊髓病变、重症肌无力等表现为肢体瘫痪的神经肌肉疾病均可归于痿病。

（一）病因病机

1. 常见病因

内因：饮食毒物所伤，久病房劳，跌打损伤，药物损害。

外因：感受温毒，湿热浸淫。

2. 主要病机及转化

痿病病变部位在筋脉肌肉，但根于五脏虚损。

基本病机：实则筋脉肌肉受邪，气血运行受阻；虚则气血阴精亏耗，筋脉肌肉失养。急性发病者多邪实，久病多正虚。肺主皮毛，脾主肌肉，肝主筋，肾主骨，心主血脉。五脏病变，皆能致痿，五脏精气耗伤，致使精血津液亏损。而五脏受损，功能失调，气化不行，又加重了精血津液的不足。临证常表现为因实致虚、因虚致实和虚实错杂的复杂病机。

（二）诊断要点

1. 肺热津伤证

起病急，病起发热，或热后突然出现肢体软弱无力，可较快出现肌肉瘦削，皮肤干燥，心烦口渴，咳呛少痰，咽干不利，小便黄赤或热痛，大便干燥。舌质红，苔黄，脉细数。

2. 湿热浸淫证

起病较缓，逐渐出现肢体困重，痿软无力，尤以下肢或两足痿弱为甚，兼见微肿、手足麻木，扪及微热，喜凉恶热，或有发热，胸脘痞闷，小便赤涩热痛。舌质红，苔黄腻，脉濡数或滑数。

3. 脾胃虚弱证

起病缓慢，肢体软弱无力，逐渐加重，神疲肢倦，肌肉萎缩，少气懒言，纳呆便溏，面色白或萎黄无华，面浮。舌淡，苔薄白，脉细弱。

4. 肝肾亏虚证

起病缓慢，渐见肢体痿软无力，尤以下肢明显，腰膝酸软，不能久立甚至步履全废，腿胫大肉渐脱，或伴有眩晕耳鸣，舌咽干燥，遗精或遗尿，或妇女月经不调。舌红，少苔，脉细数。

5. 脉络瘀阻证

久病体虚，四肢痿弱，肌肉瘦削，手足麻木不仁，四肢青筋显露，可伴有肌肉活动时隐痛不适。舌痿不能伸缩，舌质暗淡或有瘀斑、瘀点，脉细涩。

（三）治疗

在治疗上，《素问·痿论》提出"治痿独取阳明"的基本原则。所谓"独取阳明"，主要指采用补益脾胃的方法治疗痿病。肺之津液来源于脾胃，肝肾的精血亦有赖于脾胃的生化，所以凡属胃津不足者，宜养阴益胃，脾胃虚弱者，应益气健脾。脾胃功能健旺，气血津液充足，脏腑功能旺盛，筋脉得以濡养，有利于痿病的恢复。"独取阳明"尚包括祛邪的一面。所以，临床治疗时，针灸取穴应重视调理脾胃。

1. 肺热津伤证

【治法】清热祛邪，通行气血。

【主穴】以岭南腹针上焦区、岭南背针上焦区及岭南头皮针阳明3

组、太阳2组为主。

【配穴】肺热津伤较重者，加鱼际、尺泽、肺俞。

【操作】常规消毒后，岭南腹针采用岭南飞针疗法"飞行旋转式"手法，"一旋、二翻、三点头"，即刺手迅速翻腕，如飞鸟展翅一般将针迅速刺入皮下；岭南背针采用岭南飞针疗法"指压式"手法，"一压、二提、三旋转"，以浅刺为主，迅速将针刺入皮下；岭南头皮针采用岭南飞针疗法"注射式"手法，"一拍、二推、三旋转"，即腕背屈后，突然手腕掌屈，沿皮快速推入，顺势旋转，迅速将针刺入。其余穴位以"飞行旋转式"手法刺入为主。腹部、背部交替治疗，选择电针连续波，留针20分钟后出针。

【方义】岭南腹针及岭南背针上焦区对应上焦心肺，可调理心肺功能，补虚泻实。岭南头皮针阳明区、太阳区，取"治痿独取阳明"之意，益气健脾，使气血津液充足，脏腑功能旺盛，筋脉得以濡养，太阳区还可通调手太阴肺经气血。

2. 湿热浸淫证

【治法】清热利湿，通利经脉。

【主穴】以岭南腹针中焦区、下焦区，岭南背针中焦区、下焦区及岭南头皮针阳明3组、少阳1组为主。

【配穴】湿热浸淫较重者，加阴陵泉、中极。

【操作】常规消毒后，岭南腹针采用岭南飞针疗法"飞行旋转式"手法，"一旋、二翻、三点头"，即刺手迅速翻腕，如飞鸟展翅一般将针迅速刺入皮下；岭南背针采用岭南飞针疗法"指压式"手法，"一压、二提、三旋转"，以浅刺为主，迅速将针刺入皮下；岭南头皮针采用岭南飞针疗法"注射式"手法，"一拍、二推、三旋转"，即腕背屈后，突然手腕掌屈，沿皮快速推入，顺势旋转，迅速将针刺入。其余穴位以"飞行旋转式"手法刺入为主。腹部、背部交替治疗，选择电针连续波，留针20分钟后出针。

【方义】岭南腹针中焦区属脾胃之区，脾胃乃后天之本，气血生化

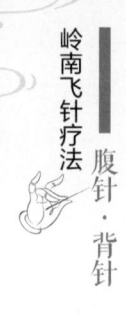

之源，通过针刺可促进气血生成，调补气血；针刺下焦区可清热利湿。岭南背针中焦区、下焦区相配合，可调补气血，利湿解毒。岭南头皮针阳明区多气多血，气血充盛，针刺阳明区可益气补血；针刺少阳区可通利三焦，通腑泄热。

3. 脾胃虚弱证

【治法】补中益气，健脾升清。

【主穴】以岭南腹针中焦区、岭南背针中焦区及岭南头皮针阳明3组为主。

【配穴】脾胃虚弱较重者，加脾俞、胃俞、章门、中脘。

【操作】常规消毒后，岭南腹针采用岭南飞针疗法"飞行旋转式"手法，"一旋、二翻、三点头"，即刺手迅速翻腕，如飞鸟展翅一般将针迅速刺入皮下；岭南背针采用岭南飞针疗法"指压式"手法，"一压、二提、三旋转"，以浅刺为主，迅速将针刺入皮下；岭南头皮针采用岭南飞针疗法"注射式"手法，"一拍、二推、三旋转"，即腕背屈后，突然手腕掌屈，沿皮快速推入，顺势旋转，迅速将针刺入。其余穴位以"飞行旋转式"手法刺入为主。腹部、背部交替治疗，选择电针连续波，留针20分钟后出针。

【方义】岭南腹针中焦区属脾胃之区，脾胃乃后天之本，气血生化之源，通过针刺可促进气血生成，调补气血，使脏腑功能旺盛，筋脉得以濡养；岭南背针中焦区可调补气血，补中益气，健脾升清；岭南头皮针阳明区多气多血，气血充盛，针刺阳明区可益气补血。

4. 肝肾亏虚证

【治法】补益肝肾，滋阴清热。

【主穴】以岭南腹针中焦区、下焦区，岭南背针中焦区、下焦区及岭南头皮针阳明3组、厥阴3组为主。

【配穴】肝肾亏虚较重者，加肝俞、肾俞、太冲、太溪。

【操作】常规消毒后，岭南腹针采用岭南飞针疗法"飞行旋转式"手法，"一旋、二翻、三点头"，即刺手迅速翻腕，如飞鸟展翅一般将针迅速刺入皮下；岭南背针采用岭南飞针疗法"指压式"手法，"一压、二提、三旋转"，以浅刺为主，迅速将针刺入皮下；岭南头皮针采用岭南飞针疗法"注射式"手法，"一拍、二推、三旋转"，即腕背屈后，突然手腕掌屈，沿皮快速推入，顺势旋转，迅速将针刺入。其余穴位以"飞行旋转式"手法刺入为主。腹部、背部交替治疗，选择电针连续波，留针20分钟后出针。

【方义】岭南腹针中焦区属脾胃之区，脾胃乃后天之本，气血生化之源，通过针刺可促进气血生成，调补气血，使脏腑功能旺盛，筋脉得以濡养。岭南背针中焦区可调补气血，补中益气，健脾升清；下焦区属肝肾之气汇聚之处，通过针刺下焦区可调补肝肾。岭南头皮针阳明区多气多血，气血充盛，针刺阳明区可益气补血；针刺厥阴区可疏肝补肝，益肾壮骨。

5. 脉络瘀阻证

【治法】益气养营，活血行瘀。

【主穴】以岭南腹针中焦区、岭南背针中焦区及岭南头皮针阳明3组、厥阴1组为主。

【配穴】瘀血阻络较重者，加膈俞、血海。

【操作】常规消毒后，岭南腹针采用岭南飞针疗法"飞行旋转式"手法，"一旋、二翻、三点头"，即刺手迅速翻腕，如飞鸟展翅一般将针迅速刺入皮下；岭南背针采用岭南飞针疗法"指压式"手法，"一压、二提、三旋转"，以浅刺为主，迅速将针刺入皮下；岭南头皮针采用岭南飞针疗法"注射式"手法，"一拍、二推、三旋转"，即腕背屈后，突然手腕掌屈，沿皮快速推入，顺势旋转，迅速将针刺入。其余穴位以"飞行旋转式"手法刺入为主。腹部、背部交替治疗，选择电针连续波，留针20分钟后出针。

【方义】岭南腹针中焦区属脾胃之区，脾胃乃后天之本，气血生化之源，通过针刺可促进气血生成，调补气血，使脏腑功能旺盛，筋脉得以濡养。岭南背针中焦区可调补气血，补中益气，健脾升清。岭南头皮

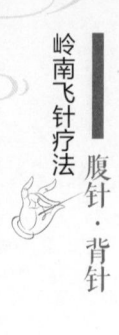

针阳明区多气多血，气血充盛，针刺阳明区可益气补血；针刺厥阴区可疏肝补肝，活血通络。

（四）病案举隅

雷某，男性，58岁，2023年3月2日以"四肢乏力1年余，加重3天"为主诉就诊。患者于2022年7月初无明显诱因突发颈痛伴右侧肢体乏力，当时未予重视，之后症状逐渐加重，出现右侧肢体无法活动，家属遂于2022年7月8日将其送至广东省某中医院急诊。急查头颅影像学检查，结果未见新发脑血管意外，颈椎MRI提示C2~C5椎体水平椎管内硬膜外血肿，并局部椎管狭窄，脊髓受压移位，考虑脊髓损伤、脊髓硬膜外血肿，有手术指征。排除手术禁忌证后，患者于当天被送至手术室并在气管插管全麻下接受颈椎后路单开门椎管减压术，术程顺利，患者术后四肢乏力较前好转。术后予抗感染、营养神经、改善循环等治疗，经治疗，患者病情好转，遗留四肢乏力的症状。出院后，患者多次于外院接受康复治疗，但仍有四肢乏力、麻木，活动受限等症状。3天前患者四肢麻木、乏力等症状加重，为求进一步治疗，遂来岭南飞针门诊就诊。

现症见：神志清楚，高级皮层功能检查不能配合，失语、构音障碍，四肢乏力，双上肢可抬离床面，能抬举过肩，手指屈曲，双下肢不能行走，双下肢麻木，偶有双下肢抽搐，伴咳嗽咯痰，无胸闷气促，无发热恶寒，无头晕头痛，小便尚调，大便需药物辅助，纳差，眠可，舌淡暗，苔白，舌体大小适中，无齿痕，活动自如，舌底脉络稍迂曲，脉弦滑。

中医诊断：痿病（脾胃亏虚证）。

西医诊断：颈部脊髓损伤。

治当以补益脾胃为原则。初诊针刺以岭南飞针疗法三术为法。选取岭南腹针中焦区、下焦区，岭南背针上焦区、中焦区、下焦区及岭南头皮针阳明3组为治疗主穴。选取脾俞、胃俞、章门、中脘为治疗配穴。腹部穴位连接电针连续波，留针20分钟后出针。出针后患者乏力感减轻。

嘱患者忌生冷油腻之品，次日复诊。

复诊时患者家属代诉，患者四肢乏力感减轻，胃口变好，个人明显较前精神，未见双下肢抽搐，大便仍需药物辅助，未见明显不适症状。之后每周治疗6次，12次为1个疗程。第1个疗程结束，患者胃纳佳，大便通畅，四肢麻木感和乏力感较前明显好转。嘱继续针灸治疗。

【按语】本案患者颈部血肿压迫解除术后，督脉损伤，督脉为阳经之汇，经脉受损，瘀血阻滞脉络，血脉不通，而见经脉失养，四肢乏力发为痿病，筋脉不通，不能濡养，故见麻木，舌脉亦为瘀血阻络之象。本病病位在颈部及肢体经络，与肝、脾、肾亦相关，病性为虚实夹杂，以虚为主。治疗上，采用岭南飞针疗法，调和阴阳，调理气血，助阳通经，沟通内外，贯通任督，从而达到治疗的目的。

第十二节　面瘫

面瘫，是以口角向一侧歪斜、眼睑闭合不全为主症的病证，又称"口眼歪斜""口僻"。病侧不能做皱额、蹙眉、闭目、鼓气和噘嘴等简单动作。鼓腮和吹口哨时，因患侧口唇不能闭合而漏气。进食时，食物残渣常滞留于病侧的齿颊间隙内，并常有口水自该侧淌下。由于泪点随下睑外翻，泪液不能正常引流而外溢。本病可发生于任何年龄，无明显季节性，为急性发作，多为一侧面部发病。本病多指西医学的周围性面神经麻痹，临床上根据损害发生部位可分为中枢性面瘫和周围性面瘫两种，本节论述的是周围性面瘫，中枢性面瘫相关内容见"中风"章节。在面瘫的治疗中，针刺治疗效果较好，且治疗越早效果越好。有观点认为，本病在初始的急性期内不宜针刺，但一项大样本的临床观察研究发现：发病2周内开始接受针刺治疗的，其痊愈率为77.2%；发病2~4周开始接受针刺治疗的，其痊愈率为51.8%；而病程1个月以上才开始接受针刺治疗的，其半年内的痊愈率仅为4.5%。

（一）病因病机

面瘫的发生多与风邪有关。《诸病源候论·偏风口㖞候》云："偏风口㖞，是体虚受风，风入于夹口之筋也。足阳明之筋，上夹于口，其筋偏虚，而风因乘之，使其经筋急而不调，故令口㖞僻也。"这是对面瘫发生病机的记载。当人体正气不足，卫外不固，脉络空虚，风邪乘虚入侵；风邪袭人，又每易夹寒、热、暑湿等邪，邪客脉络，经脉失养，发为口僻。其基本病机是经气痹阻，经筋功能失调。面瘫多在颜面左侧或右侧，因手、足三阳经走行于头面，六经营卫气血失调，病邪侵之而发病。故其病位在表、在经络、在筋脉、在皮肤腠理。

（二）诊断要点

主症 周围性面瘫多表现为病侧面部表情肌瘫痪，前额皱纹消失、眼裂扩大、鼻唇沟变浅、口角下垂。在微笑或做露齿动作时，口角下垂及面部歪斜更为明显。病侧不能做皱额、蹙眉、闭目、鼓气和噘嘴等动作。鼓腮和吹口哨时，因患侧口唇不能闭合而漏气。进食时，食物残渣常滞留于病侧的齿颊间隙内，并常有口水自该侧淌下。由于泪点随下睑外翻，泪液不能按正常引流而外溢，亦可出现味觉障碍、听觉过敏等症状。

兼证 风寒为病时多有受凉史，可兼见恶寒发热、头身疼痛、无汗而喘等症，舌淡，苔薄白，脉浮紧。风热者多继发于感冒发热，舌红，苔薄黄，脉浮数。若病程日久，肢体倦怠无力，面色淡白，头晕目眩，则为气血不足。

（三）治疗

1. 外感

【治法】 祛风通络，疏调经筋。

【主穴】 以岭南腹针上焦区、岭南背针上焦区及岭南头皮针太阳1组、2组为主。面部选取岭南飞针疗法治疗面瘫的特定4对组合穴位：阳白、四白；攒竹、丝竹空；地仓、颊车；颧髎、太阳。

【配穴】 风寒者，配列缺、合谷；风热者，加外关、曲池。

【操作】 常规消毒后，岭南腹针采用岭南飞针疗法"飞行旋转式"手法，"一旋、二翻、三点头"，即刺手迅速翻腕，如飞鸟展翅一般将针迅速刺入皮下；岭南背针采用岭南飞针疗法"指压式"手法，"一压、二提、三旋转"，以浅刺为主，迅速将针刺入皮下；岭南头皮针采用岭南飞针疗法"注射式"手法，"一拍、二推、三旋转"，即腕背屈后，突然手腕掌屈，沿皮快速推入，顺势旋转，迅速将针刺入。急性期不加电流刺激，面部取穴手法宜轻，其中阳白透刺四白，攒竹透刺丝竹空，地仓透刺颊车；颧髎直刺0.3～0.5寸，或向病变肌肉正常生理走向平刺0.1～0.3寸；太阳直刺，避免深刺。肢体远端配穴可重刺。

【方义】 外感风邪多易侵犯肺卫，岭南腹针及岭南背针上焦区为心肺所在区域，可疏散风邪，疏通经络，配合岭南头皮针太阳区较好的祛风通络疗效，有风府、风池等多个祛风穴位在此聚集，故能祛风通络，疏调经筋。面部4对组合穴位可疏调面部经筋，活血通络。这些穴位以阳明经穴为主。阳白为足少阳胆经与手阳明大肠经、足阳明胃经、阳维脉之会，与四白同用，可疏调额部经气；地仓为足阳明胃经与阳跷脉、手阳明大肠经之会，与颊车同用，可疏导面颊经气；丝竹空与攒竹分别疏利少阳与太阳经气，并刺激眼周与额部经气，使之恢复正常；太阳为经外奇穴，配合手太阳小肠经的颧髎，可加强对病侧的局部刺激。手法上采用透刺法，以刺激面神经各主要分支的分布平面和走行部位，达到一针透刺多经，激发多经气血运行的作用，从而濡养面部筋脉。现代医学认为，针刺刺激可使患侧面神经兴奋，加速面神经炎症局部的淋巴和血液循环，解除血管痉挛，改善受损面神经和面部肌肉的血液供应状况，减轻水肿，促进神经因子的释放，纠正神经因缺血、缺氧而陷入的低迷状态或促进神经自主功能的恢复。

2. 内伤

【治法】助脾健运，补气生血。

【主穴】以岭南腹针中焦区、下焦区，岭南背针中焦区及岭南头皮针阳明1组、2组为主。面部选取岭南飞针疗法治疗面瘫的特定4对组合穴位：阳白、四白；攒竹、丝竹空；地仓、颊车；颧髎、太阳。

【配穴】气血不足者，配足三里、合谷。

【操作】常规消毒后，岭南腹针采用岭南飞针疗法"飞行旋转式"手法，"一旋、二翻、三点头"，即刺手迅速翻腕，如飞鸟展翅一般将针迅速刺入皮下；岭南背针采用岭南飞针疗法"指压式"手法，"一压、二提、三旋转"，以浅刺为主，迅速将针刺入皮下；岭南头皮针采用岭南飞针疗法"注射式"手法，"一拍、二推、三旋转"，即腕背屈后，突然手腕掌屈，沿皮快速推入，顺势旋转，迅速将针刺入。选择电针断续波，留针20分钟后出针。面部针刺手法宜轻，四肢配穴可重刺。

【方义】岭南腹针中焦区属脾胃之区，脾胃为气血生化之源，针刺之可促使脾胃功能恢复，促进气血生成，补脏腑虚损。岭南背针可调补一身阳气，针刺岭南背针中焦区可鼓舞脾阳，恢复脏腑功能，激发气血生成。针刺岭南头皮针阳明1组、2组可调补气血，使气血灌注到病变侧的面部，从而濡养经筋。面部取穴方义同外感证。

（四）病案举隅

林某，男性，35岁，2022年10月24日以"右侧口眼歪斜1天"为主诉就诊。1天前患者因夜间贪凉直吹空调后受凉，醒后自觉右侧脸颊麻木，活动不利，洗漱时发现右侧颜面部口眼歪斜。平日体质尚可，偶有熬夜。

现症见：嘴角偏向左侧，右侧鼻唇沟变浅，右眼闭目不全，右侧额纹消失，鼓腮吹气试验阳性，舌淡红，苔薄白，脉浮紧。

中医诊断：面瘫（风寒客络证）。

西医诊断：周围性面瘫。

治当以益气养血，健运脾胃为原则。针刺以岭南飞针疗法三术为法。根据外感证型的特点，选取岭南腹针上焦区、中焦区，岭南背针上焦区及岭南头皮针太阳1组、2组为治疗主穴。面部选取岭南飞针疗法治疗面瘫的特定4对组合穴位：阳白、四白；攒竹、丝竹空；地仓、颊车；颧髎、太阳。根据风寒致病的证型特点，选取列缺、合谷为治疗配穴。患者急性起病，不加电流刺激。留针20分钟后出针。头皮针与面部针刺每天执行，腹针与背针交替执行，1周为1个疗程，每个疗程间休息3天。第1个疗程结束后患者颜面部麻木感较前缓解，口角歪斜明显改善，鼻唇沟较前加深，右侧额部抬头稍见额纹，但闭目时仍稍露睛。第2个疗程治疗结束后患者上述症状基本好转，颜面外观上与常人无异，但微笑时仍可见嘴角轻微向左侧歪斜。第3个疗程结束后患者痊愈，无遗留任何不适。

【按语】面瘫的治疗贵在及时，本案患者为年轻男性，急性起病，症状明显，病因病机为外感风寒，邪客面部经筋，致面部肌肉气血阴阳失调，发为面瘫。因头面部的经脉循行走向较复杂，手、足三阳经及任督二脉共8条经脉都循行经过头面部，故临床所见虽然是面瘫一症，但其病变部分涉及8条经络，这就要求在临床治疗中应全面兼顾，不可顾此失彼。岭南腹针、背针、头皮针相配合，先祛其风寒，再疏其经筋。面部4对组合穴位可加强对病位的局部刺激，疏调全身气血的同时也注重局部经气疏泻，如此整体与局部配合，可激发经络之气，鼓舞气血运行，通经活络，使针刺治疗效果直达病所。

第十三节 癔症

癔症是由精神因素作用于易感人群所引起的精神障碍，主要表现为各种躯体症状、意识范围缩小、选择性遗忘或情感暴发等精神症状，不能查出相应的器质性损害为其病理基础。本病好发于女性。中医学对本病记载散见于"脏躁""奔豚病""百合病"等篇章。如"妇人脏躁，悲伤欲哭，象如神灵所作，数欠伸""奔豚病，从少腹起，上冲咽喉，发作欲死，复还止，皆从惊恐得之"。

（一）病因病机

本病多由七情失调、忧思烦恼等引起，病机责之于气机郁闭、神窍失宣、情迷志乱，关键在于心窍闭阻，心神郁逆。肝气郁结则化火，脾气郁滞则生湿，气机失常，郁滞为患，日久则心情愈加怫郁，饮食减少，气血不足，引起脾气虚弱或肾阴亏耗等病理变化。脾气虚则不能为胃行其津液，肾阳虚则不能上济心火，心火妄动，导致心神不宁，致使五脏气机失和而起病。初病多气郁兼加痰湿、食积、热郁等，以实证居多，病久则由实转虚，损伤脏腑功能致脏腑虚损或气滞血瘀。

（二）诊断要点

主症 多有情志所伤史，常忧郁不畅，胸闷胁胀，善太息，不思饮食，失眠多梦，易怒善哭等。部分患者伴有突发失明、失听、失语、肢体瘫痪和意识障碍等。

精神抑郁，胸胁作胀，或脘腹痞闷，嗳气频作，善太息，或咽中不适，如有异物阻塞，吞之不下，吐之不出，饮食吞咽无碍。苔薄白，脉弦。属肝气郁结证。

急躁易怒，哭笑无常，胸闷胁胀，头痛目赤，口苦，嘈杂泛酸，便结尿黄。舌红，苔黄，脉弦数。属气郁化火证。

苦思多虑，胸闷心悸，面色萎黄，失眠健忘，神疲纳差。舌淡，苔薄白，脉弦细或细数。属心脾两虚证。

病程日久，虚烦少寐，烦躁易怒，哭笑无常，手足心热，口干咽燥，或见盗汗。舌红，少苔，脉细数或弦细。属阴虚火旺证。

（三）治疗

【治法】理气解郁，调神定志。

【主穴】以岭南腹针上焦区、中焦区、下焦区及岭南背针上焦区、中焦区、下焦区为主。

【配穴】肝气郁结者，加行间、肝俞；气郁化火者，加行间、内庭、支沟；心脾两虚者，加脾俞、三阴交、足三里、中脘；阴虚火旺者，加三阴交、太溪、肾俞；梅核气，加天突、列缺、照海；失明，加太阳、四白、光明；失听，加耳门、听宫；失语，加廉泉、风池；肢体瘫痪，加曲池、足三里、阳陵泉；意识障碍，加水沟、百会。

【操作】常规消毒后，岭南腹针采用岭南飞针疗法"一旋、二翻、三点头"的"飞行旋转式"手法；岭南背针采用"一压、二提、三旋转"的"指压式"手法。其余穴位以"飞行旋转式"手法刺入为主。均浅刺，可加电针，对于情绪过于激动、针灸过程中挣扎幅度大的患者可不加电。留针20~30分钟后出针。

【方义】该病与情志密切相关，气机不畅是发病关键。针刺岭南腹针上焦区可理气宽胸、宁神定志，针刺岭南腹针中焦区可健脾理气、降逆解郁，针刺岭南腹针下焦区可补肾益精、滋水涵木。另外，针刺岭南背针上焦区、中焦区、下焦区，不仅可以调理三焦，疏通全身气机，使五脏之气畅达，还能达到调神的功效，故能化养五神。

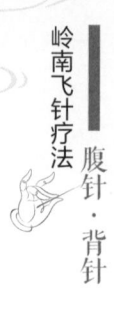

（四）病案举隅

吴某某，女，38岁。患者为职员，平时工作压力紧张，性情急躁易怒，熬夜加班后出现突发性失明，至当地眼科医院就诊，未发现器质性病变，予对症治疗后逐渐好转，1个月后视力逐渐恢复正常。3个月后患者再次出现突发性失明，时而嬉笑无常，头痛目赤，在眼科医院治疗半个月后未见明显好转，为寻求中医治疗由家属陪同至岭南飞针门诊就诊。

现症见：神清，精神烦躁，易发脾气，头痛目赤，口干口苦，嘈杂泛酸，胸胁胀痛，无肢体乏力，无腹胀腹痛，无发热，纳一般，眠差，夜间梦多，小便黄，大便干结，3天1次，舌红，苔黄，脉弦数。家族史：无家族相关性病史。

中医诊断：癔症（气郁化火证）。

西医诊断：不明原因间断性失明。

治当以理气解郁，调神定志为原则，辅以清肝泻火。以岭南腹针上焦区、中焦区、下焦区及岭南背针上焦区、中焦区、下焦区为治疗主穴。以攒竹、丝竹空、太阳、睛明、承泣、四白、行间、内庭、支沟、曲池、合谷、太冲为治疗配穴。浅刺，辅以电针连续波，留针25分钟后出针。梅花针叩刺督脉，初始配合大椎刺络拔罐法泻火。每天1次，10次为1个疗程。1个疗程后患者可看清人影，共治疗3个疗程后视物正常。

【按语】癔症的预防在于重视心理卫生，帮助患者树立对生活事件的正确态度，提高患者应对精神刺激的能力，培养和发展健全的人格。癔症首先要重视理气调神治疗，在岭南腹针通调三焦，恢复气机升降的基础上，结合运用岭南背针以调神。此外，癔症多以情绪波动为诱因，应注意配合心理疏导，临床上结合八段锦治疗，疏理气机，神转志移，使得心神复明。本病虽常见，但确诊较为困难，必须排除相关器质性病变。

第十四节 郁病

郁病，是以心情抑郁、情绪不宁、胸部满闷、胁肋胀痛，或易怒善哭，以及咽中如有异物梗塞、失眠等为主症的一类病证。郁病的发生常与情志不舒、思虑过度、饮食不节等因素有关。本病病位在脑，涉及肝、心、胆、脾、肾。基本病机是气机郁滞，脏腑阴阳气血失调。西医学中，郁病多见于抑郁症、癔症、焦虑症、围绝经期综合征、反应性精神病等疾病。

（一）病因病机

郁病病因总为情志所伤，起病与肝关系最为密切，可涉及心、脾、肾。肝气郁结，郁火、痰湿、神乱均可致气机郁滞，心神被扰，或心神失养而出现郁病。病久则见心脾两虚，或肝肾不足。本病以实证为多见，也可由实转虚。

（二）诊断要点

主症 忧郁不畅，失眠多梦，易怒善哭。

精神抑郁，善太息，胸胁胀痛，痛无定处，或脘腹痞闷，嗳气频作，女子月事不调。舌淡，苔薄白，脉弦。属肝气郁结证。

急躁易怒，胸闷胁胀，头痛目赤，耳鸣，口干而苦，小便黄赤。舌红，苔黄，脉弦数。属气郁化火证。

咽中不适，如有物梗阻，吞之不下，咳之不出，胸部窒塞，胁肋胀满。舌淡，苔白腻，脉弦滑。属痰气郁结证。

心神不宁，失眠，多疑易惊，悲忧善哭，喜怒无常。舌淡，苔薄，脉弦细。属心神失养证。

多思善虑，心悸胆怯，失眠健忘，面色萎黄，头晕目眩，神疲倦怠，食欲不振。舌淡，脉细弱。属心脾两虚证。

病程日久，虚烦少寐，烦躁易怒，口干咽燥，或遗精腰酸，女子月经不调。舌红，脉细数。属心肾阴虚证。

（三）治疗

【治法】调神解郁，疏立气机。

【主穴】以岭南腹针上焦区、中焦区、下焦区为主。

【配穴】肝气郁结者，加膻中、期门；痰气郁结者，加丰隆、阴陵泉、天突；气郁化火者，加行间、侠溪；心神惑乱者，加通里、心俞、三阴交；心脾两虚者，加心俞、脾俞、足三里、三阴交；肝肾阴虚者，加肝俞、肾俞、太溪、三阴交；咽部异物感明显者，加天突、照海。

【操作】常规消毒后，岭南腹针采用岭南飞针疗法"一旋、二翻、三点头"的"飞行旋转式"手法。其余穴位以"飞行旋转式"手法刺入为主。均浅刺，可加电针，留针20~30分钟后出针。

【方义】《素问·举痛论》曰："思则心有所存，神有所归，正气留而不行，故气结矣。"调神解郁、疏理气机是治疗郁病的关键，针刺岭南腹针上焦区可宽胸理气解郁，针刺岭南腹针中焦区可健脾化痰解郁，针刺岭南腹针下焦区可滋肾水而防暗耗。诸穴合用，气机得以通畅，神志得以安定，"郁"得以开解。

（四）病案举隅

李某，女，35岁。2022年9月2日因"心情抑郁1年余"为主诉就诊。患者产后1年余，因生活琐事困扰，逐渐出现情绪低落，经常叹气流泪，对孩子及周围事物无明显兴趣，不思饮食，反复失眠的症状，至专科医院诊治，诊断为产后抑郁症，服用抗抑郁药后症状改善不明显，遂停服，由熟人介绍来岭南飞针门诊就诊。

现症见：精神差，情绪低落，善太息，嗳气频作，胸胁胀满，常被动回答医生提问，胃纳差，失眠多梦，小便尚调，大便2天1次，舌暗，苔白腻，脉弦滑。

中医诊断：郁病（肝气郁结证）。

西医诊断：产后抑郁症。

治当以调神解郁，疏立气机为原则。以岭南腹针上焦区、中焦区、下焦区为治疗主穴。以期门、合谷、太冲、天枢、丰隆、足三里、三阴交、血海、内关、公孙为治疗配穴。浅刺，平补平泻，加电针，留针25分钟后出针。每天1次，10次为1个疗程。

2022年9月14日，患者主动向医生介绍病情，夜间容易入睡，但仍梦多，胃纳量较前增多，家属诉现患者会主动逗小孩，仍喜叹息，情绪时好时坏，余症状同初诊，舌暗，苔薄白，脉弦。选穴同初诊，每天1次，共10次；配合开天门、推坎宫等头面部推拿手法和梅花针叩刺头部。

2022年9月24日，患者情绪较前好转，就诊时可见到患者微笑，嗳气次数减少，间有胸胁胀满，胃纳可，梦少，二便调，舌暗淡，苔薄白，脉弦。针刺取穴同初诊，每3天1次，共10次。

3个疗程结束后，患者偶有失眠，经前见胸胁胀满，余未见特殊不适。

【按语】《丹溪心法·六郁》曰："气血冲和，万病不生，一有怫郁，诸病生焉。故人身诸病，多生于郁。"患者产后体虚，因生活琐事烦恼过多，郁郁不欢，久之发展为郁病。传统针刺疗法中以疏肝解郁、安神为主，常选用神门、内关、百会、合谷、太冲为主穴。正如叶天士在《临证指南医案》中所言，"七情之郁居多""初伤气分，久延血分，延及郁劳沉疴"。岭南飞针疗法尤重岭南腹针，岭南腹针可通调三焦，疏解气机，结合传统针法，浅刺调气，气行则血行，故病愈也。

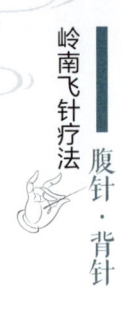

第十五节　不寐

不寐是以经常不能获得正常睡眠为主症的病证，又称"不得眠""不得卧""目不瞑"。不寐的发生常与情志失调、饮食不节、劳逸失宜、病后体虚等因素有关。本病病位在心，与肾、肝、脾、胆密切相关。基本病机是心神不宁，或阳盛阴衰，阴阳失交。西医学中，不寐多见于焦虑症、抑郁症、围绝经期综合征等疾病。

（一）病因病机

不寐的病因多与情志失调、饮食不节、劳逸失调或气血亏虚有关，其基本病机以心血虚、胆虚、脾虚、肾阴亏虚导致的心失所养，以及心火偏亢、肝郁、痰热、胃失和降导致的心神不安两个方面为主。其病位在心，但与肝、胆、脾、胃、肾关系密切。虚证失眠多由心脾两虚、心虚胆怯、阴虚火旺引起的心神失养所致。实证失眠则多由心火炽盛、肝郁化火、痰热内扰引起的心神不安所致。

（二）诊断要点

主症　轻者入寐困难或寐而易醒，醒后不寐；重者彻夜难眠。

烦躁易怒，头痛眩晕，面红目赤。舌红，苔黄，脉弦数。属肝火扰心证。

心烦懊恼，头晕目眩，胸闷脘痞，口苦痰多。舌红，苔黄腻，脉滑数。属痰热扰心证。

心悸健忘，头晕目眩，神疲乏力，面色不华，纳呆便溏。舌淡，苔白，脉细弱。属心脾两虚证。

手足心热，头晕耳鸣，腰膝酸软，咽干少津。舌红，苔少，脉细数。属心肾不交证。

易于惊醒，胆怯心悸，气短倦怠。舌淡，苔薄，脉弦细。属心胆气虚证。

（三）治疗

1. 实证

【治法】交通阴阳，宁心安神。

【主穴】以岭南腹针上焦区、岭南头皮针阳明2组为主。

【配穴】肝火扰心者，加太冲、行间；痰热扰心者，加丰隆、中脘、内庭。

【操作】常规消毒后，岭南腹针采用岭南飞针疗法"飞行旋转式"手法，"一旋、二翻、三点头"，即刺手迅速翻腕，如飞鸟展翅一般将针迅速刺入皮下；岭南头皮针采用岭南飞针疗法"注射式"手法，"一拍、二推、三旋转"，即腕背屈后，突然手腕掌屈，沿皮快速推入，顺势旋转，迅速将针刺入。其余穴位以"飞行旋转式"手法刺入为主。选择电针连续波，留针20分钟后出针。

【方义】腹部正中走行的是任脉，为"阴脉之海"，且与督脉相通，主司机体阴阳平衡；上焦如雾，主心胸疾病，通过针刺岭南腹针上焦区任脉穴位，可起到宁心安神定志的作用，从而使阳入于阴，夜间得寐。头为诸阳之会，针刺岭南头皮针阳明区可达到调畅气血、镇静安神的作用。

2. 虚证

【治法】调整阴阳，宁心安神。

【主穴】以岭南腹针上焦区、中焦区、下焦区，岭南背针上焦区、中焦区、下焦区及岭南头皮针阳明1组为主。

【配穴】心脾两虚者，加足三里、神门；心肾不交者，加内关、太

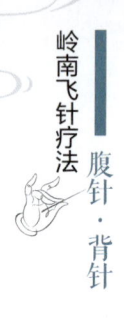

溪；心胆气虚者，加大陵、丘墟。

【操作】常规消毒后，岭南腹针采用岭南飞针疗法"飞行旋转式"手法，"一旋、二翻、三点头"，即刺手迅速翻腕，如飞鸟展翅一般将针迅速刺入皮下；岭南背针采用岭南飞针疗法"指压式"手法，"一压、二提、三旋转"，以浅刺为主，迅速将针刺入皮下；岭南头皮针采用岭南飞针疗法"注射式"手法，"一拍、二推、三旋转"，即腕背屈后，突然手腕掌屈，沿皮快速推入，顺势旋转，迅速将针刺入。针刺阳明1组（双侧头维、阳明1穴）时，皆朝向百会。其余穴位以"飞行旋转式"手法刺入为主。选择电针连续波，留针20分钟后出针。

【方义】岭南腹针及岭南背针上焦区主治心胸疾患，通过针刺上焦区可宽胸解郁，宁心安神；中焦区属脾胃之区，脾胃乃后天之本，气血生化之源，通过针刺可促进气血生成，起到补益心脾、养血安神之效；针刺上焦区、下焦区可交通心肾。任脉为"阴脉之海"，督脉总督阳经，且任脉与之相通，主司机体阴阳平衡，任督二脉相配，可调节人体阴阳，人体阴阳调和，则心有所养，神有所藏。岭南头皮针阳明区多气多血，气血充盛，针刺阳明区可益气补血，使心血得充，心神得养，心有所主。

（四）病案举隅

徐某，男性，53岁，职员，2023年1月12日以"反复失眠3年余"为主诉就诊。患者3年前开始出现失眠，难以入睡，多梦易醒，每晚只能浅睡2～3小时，伴神疲乏力，心悸健忘，头晕，曾多方求医，予中西医药等治疗，未见改善，现需安眠药辅助入睡，今为求针灸治疗，遂来岭南飞针门诊求诊。

现症见：神清，精神疲倦，夜间难以入睡，多梦易醒，每晚只能浅睡2～3小时，时有心悸头晕，面色少华，舌淡，苔薄，脉细无力。查体：神志清楚，精神疲倦，发育正常，形体偏瘦，面色少华，自动体位；双肺呼吸音清，未闻及干、湿啰音；心律齐，心音有力，各瓣膜听诊区未闻及病理性杂音；腹平软，全腹无压痛、反跳痛，肝脾肋下未触及，听诊肠鸣音4～5次/min；双下肢无浮肿；运动神经系统检查未见异常。

中医诊断：不寐（心脾两虚证）。

西医诊断：失眠。

治当以调整阴阳，宁心安神为原则。初诊针刺以岭南飞针疗法三术为法。根据心脾两虚的证型特点，选取岭南腹针中焦区、下焦区，岭南背针中焦区、下焦区及岭南头皮针阳明1组为治疗主穴，选取足三里、神门、三阴交、大陵、劳宫、中脘、申脉、照海等为治疗配穴。头部及腹部穴位连接电针连续波，留针20分钟后出针。嘱其每天治疗1次，12次为1个疗程。

2023年1月28日，治疗1个疗程。患者精神好转，诉入睡仍困难，需口服安眠药，但夜间醒来次数减少，每晚可睡5小时，做梦减少，时有头晕心悸。继续原来治疗方案。

2023年2月15日，治疗2个疗程。患者精神可，面色红润，诉入睡较前容易，既往上床后需3小时才能入睡，经治疗后只需2小时即能入睡，有时不必口服安眠药，夜间醒来1～2次，很快能再次入睡，每晚可睡5～6小时，梦少，无头晕心悸。患者失眠多梦明显改善，治疗方案改为隔天针灸1次。

2023年3月1日，患者精神抖擞，心情愉悦，诉已停服安眠药，上床半小时即可入睡，每晚可睡6～7小时，其余诸症也有明显好转。

【按语】针灸治疗失眠有较好的疗效，在治疗时可配合精神调节和心理治疗。治疗前应做相关检查以明确病因，积极治疗原发病。《类证治裁》云："阳气自动而之静，则寐；阴气自静而之动，则寤；不寐者，病在阳不交阴也。"故针灸治疗上，采用岭南飞针疗法，补虚泻实，贯通任督，调和阴阳，调理气血，使心有所养，神有所藏，从而达到治疗的目的。

第十六节　中风

中风是以突然昏倒、不省人事，伴口角㖞斜、言语不利、半身不遂，或不经昏仆仅以口㖞、半身不遂为主症的病证。中风的发生常与饮食不节、情志内伤、思虑过度、年老体衰等因素有关。本病病位在脑，与心、肾、肝、脾关系密切。本病病机复杂，但归纳起来，急性期以风、火、痰、瘀等标实证候为主；恢复期及后遗症期则表现为虚实夹杂或本虚之证，气虚、阴虚证候逐渐明显。基本病机是脏腑阴阳失调，气血逆乱，上扰清窍，窍闭神匿，神不导气。西医学中，中风多见于脑血管病，如脑梗死、脑出血、脑栓塞、蛛网膜下腔出血等。

（一）病因病机

中风的常见病因分为内因和外因。内因：内伤积损，劳欲过度，饮食不节，情志所伤。外因：外感风邪。中风病位在脑，与心、肝、肾密切相关。基本病机为阴阳失调，气血逆乱，上犯于脑。若肝风夹痰，横窜经络，血脉瘀阻，气血不能濡养机体，则见中经络之证，表现为半身不遂，口眼歪斜，不伴神志障碍；若风阳痰火蒙蔽神窍，气血逆乱，上冲于脑则见中脏腑重证，络损血溢，瘀阻脑络，而致猝然昏倒，不省人事。病理性质属于本虚标实之证，肝肾阴虚、气血衰少为致病之本，风、火、痰、气、瘀为发病之标。

（二）诊断要点

1. 中经络

主症 半身不遂，舌强语謇，口角㖞斜而无意识障碍。

肢体麻木或手足拘急，头晕目眩。苔白腻，脉弦滑。属风痰阻络证。

面红目赤，眩晕头痛，心烦易怒，口苦咽干，尿黄，便秘。舌红或绛，苔黄燥，脉弦有力。属肝阳暴亢证。

口黏痰多，腹胀便秘。舌红，苔黄腻或灰黑，脉弦滑大。属痰热腑实证。

肢体软弱，偏身麻木，手足肿胀，面色淡白，气短乏力，心悸自汗。舌暗，苔白腻，脉细涩。属气虚血瘀证。

肢体麻木，心烦失眠，眩晕耳鸣，手足拘挛或蠕动。舌红，苔少，脉细数。属阴虚风动证。

2. 中脏腑

主症 神志恍惚、迷蒙，嗜睡或昏睡，甚至昏迷，半身不遂。

神昏面赤，呼吸急促，喉中痰鸣，牙关紧闭，口噤不开，肢体强痉，两手握固，二便不通。苔黄腻，脉洪大而数。属闭证。

面色苍白，瞳神散大，气息微弱，手撒口开，汗出肢冷，二便失禁。舌痿，脉细弱或脉微欲绝。属脱证。

（三）治疗

1. 中经络

【治法】疏通经络，醒脑开窍。

【主穴】以岭南腹针中焦区，岭南背针中焦区、下焦区及岭南头皮针厥阴2组为主。

【配穴】风痰阻络者，配丰隆、风池；肝阳暴亢者，配太冲、太溪；痰热腑实者，配内庭、丰隆；气虚血瘀者，配气海、血海；阴虚风动者，配太溪、风池。上肢不遂者，配肩髃、曲池、手三里、合谷；手指不伸者，配腕骨；下肢不遂者，配环跳、足三里、阳陵泉、阴陵泉、太冲、风市；病侧肢体拘挛者，肘部配曲泽，腕部配大陵；足内翻者，配丘墟透照海；口角㖞斜者，配颊车、地仓、合谷、太冲；语言謇涩者，配廉泉、通里、哑门；头晕者，配风池、天柱；复视者，配风池、睛明；便秘者，配天枢、支沟；尿失禁、尿潴留者，配中极、关元。

【操作】常规消毒后，岭南腹针采用岭南飞针疗法"飞行旋转式"手法，"一旋、二翻、三点头"，即刺手迅速翻腕，如飞鸟展翅一般将针迅速刺入皮下；岭南背针采用岭南飞针疗法"指压式"手法，"一压、二提、三旋转"，以浅刺为主，迅速将针刺入皮下；岭南头皮针采用岭南飞针疗法"注射式"手法，"一拍、二推、三旋转"，即腕背屈后，突然手腕掌屈，沿皮快速推入，顺势旋转，迅速将针刺入。其余穴位以"飞行旋转式"手法刺入为主。选择电针连续波，睛明靠近眼球，不宜行提插捻转等手法，也不宜加电。留针20分钟后出针。

【方义】《素问·阴阳应象大论》中"善用针者，从阴引阳，从阳引阴，以右治左，以左治右"及《灵枢·终始》中"病在上者下取之，病在下者高取之"。岭南腹针中焦区为人体气机升降之枢纽，针刺中焦区意在调畅气机，为扶正祛邪疏通道路。足太阳膀胱经为全身循行最长且穴位最多的经脉，脉气充盛，督脉总督阳经，且与任脉相通，主司机体阴阳平衡，督脉入络脑，因此针刺岭南背针中焦区、下焦区督脉穴位可醒脑开窍，疏通经络。头为诸阳之会，手、足三阳经皆与头部联系，手、足三阴经通过经别合于相表里的阳经，间接关联头部，头部直接或间接调节诸经络生理功能，通过针刺岭南头皮针厥阴2组可起到祛风通窍、宁神醒脑的功效。

2. 中脏腑

【治法】醒脑开窍，启闭固脱。

【主穴】以岭南腹针下焦区，岭南背针中焦区、下焦区及岭南头皮针太阳2组为主。

【配穴】闭证者,加内关、水沟、十二井穴、太冲;脱证者,加内关、水沟、关元、神阙;尿失禁、癃闭者,加秩边、中极、水道。

【操作】常规消毒后,岭南腹针采用岭南飞针疗法"飞行旋转式"手法,"一旋、二翻、三点头",即刺手迅速翻腕,如飞鸟展翅一般将针迅速刺入皮下;岭南背针采用岭南飞针疗法"指压式"手法,"一压、二提、三旋转",以浅刺为主,迅速将针刺入皮下;岭南头皮针采用岭南飞针疗法"注射式"手法,"一拍、二推、三旋转",即腕背屈后,突然手腕掌屈,沿皮快速推入,顺势旋转,迅速将针刺入。其余穴位以"飞行旋转式"手法刺入为主。选择电针连续波,留针20分钟后出针。

【方义】中脏腑为中风之重症,闭证者邪气内陷,脱证者阳气暴脱,两者均要顾护正气,因此针刺岭南腹针下焦区可起到回阳救逆之功。中风病位在脑,头为元神之府,督脉入络脑,岭南背针中焦区、下焦区相配合,可醒脑开窍,促进患者早日恢复神志。通过针刺岭南头皮针太阳2组可起到平肝息风、通关利窍的作用。

(四)病案举隅

高某,男,65岁,退休人士,2021年10月31日以"右侧肢体乏力1年"为主诉就诊。患者1年前无明显诱因出现右侧肢体乏力,可在床上平移,不可对抗阻力,不能言语,无头晕头痛,无恶心呕吐,无意识丧失,无口角歪斜,被家人送至当地医院就诊,血压为170/96mmHg,急查头颅CT示左侧基底节区脑梗死,予改善循环、营养脑细胞、降压、抗血小板聚集、调脂稳斑等对症治疗,病情好转出院,间断于当地社区医院接受针灸治疗,现仍遗留右侧肢体乏力,遂到岭南飞针门诊就诊。

现症见:神清,精神一般,右侧肢体乏力,活动不利,右上肢可抬举过胸,右手手指不可屈伸,右下肢可抬举30°,不能站立行走,腰部酸软乏力,无头晕头痛,言语清晰,无饮水呛咳,无吞咽困难,无口角歪斜,纳一般,眠差,大便干结,2~3天1次,小便调,舌淡暗,苔薄白，脉细弱。查体：神清，精神一般，记忆力、计算力、认知力、定向力正常；双侧额纹对称，瞳孔等大等圆、形状规则，直径约3mm，对光反射灵敏，视力正常，视野无偏盲，眼球活动灵活；双侧鼻唇沟对称，口角无明显歪斜，伸舌基本居中，咽反射正常；双肺呼吸音清，未闻及干、湿啰音；心律齐，心音有力，各瓣膜听诊区未闻及病理性杂音；腹平软，全腹无压痛、反跳痛，肝脾肋下未触及，听诊肠鸣音4~5次/min；双下肢无水肿；右侧肢体肌力3+级，肌张力正常，左侧肢体肌力、肌张力正常，双侧巴宾斯基征阴性。

中医诊断：中风-中经络（气虚络瘀证）。

西医诊断：脑梗死后遗症期。

治当以醒脑开窍，疏通经络为原则。初诊针刺以岭南飞针疗法三术为法。根据气虚络瘀的证型特点，选取岭南腹针中焦区，岭南背针中焦区、下焦区及岭南头皮针厥阴2组为治疗主穴，选取血海、足三里、关元、气海为治疗配穴。右侧肢体穴位连接电针连续波，留针20分钟后出针。嘱其每天治疗1次，12次为1个疗程。

2021年11月12日，治疗1个疗程，患者右侧肢体乏力较前改善，右上肢可抬举至肩，右手手指可稍屈伸，抓握乏力，右下肢可抬举60°，可在搀扶下站立30分钟，不能行走，腰部较前有力，纳眠好转，大便调。继续原来治疗方案。

2021年11月24日，治疗2个疗程，患者右侧肢体乏力明显改善，右上肢可抬举过头，右手手指可屈伸，精细动作稍差，可独自站立1小时，在搀扶下缓慢行走30分钟，但步态欠稳，腰部有力。患者肢体乏力明显改善，治疗方案改为隔天针灸1次。

2021年12月15日，患者右侧肢体乏力基本缓解，动作灵活，右手手指功能恢复，能拿碗持筷夹菜，可独自站立行走，步态稳健，生活可自理。

【按语】《灵枢·刺节真邪》曰："虚邪偏容于身半，其入深，内居荣卫，荣卫稍衰，则真气去，邪气独留，发为偏枯。"中风属于本虚标实之证，本为阴阳偏盛、气血逆乱，标为风火相煽、痰浊壅塞、瘀血内阻。中风病位在脑，《灵枢·海论》曰"脑为髓之海"，《素问·脉要精微论》言"头者，精明之府"。针刺头部穴位，通过刺激人体头皮下（帽状腱膜下层）组织中的特定刺激点（区、带、腧穴），可以起到醒脑开窍的作用。任脉为"阴脉之海"，督脉为"阳脉之海"，任督二脉是人体气血运转的主干道，针刺任督二脉，可使人体气血津液流动运转，进而达到交通、平调阴阳气血的目的，使人体阴阳平衡，从而保持人体系统的稳定性。采用岭南飞针疗法，可以疏通经络，通调全身气血阴阳，使肢体得以濡养，对中风后遗症有较好的疗效。

第十七节　腹痛

腹痛是指胃脘以下、耻骨毛际以上部位发生的疼痛。《素问·举痛论》云"寒气客于小肠，小肠不得成聚，故后泄腹痛矣""寒气客于肠胃之间，膜原之下，血不得散，小络急引故痛""热气留于小肠，肠中痛，瘅热焦渴则坚干不得出，故痛而闭不通矣"。《素问·气交变大论》云"岁土太过，雨湿流行，肾水受邪，民病腹痛"，指出了寒邪、湿邪、热邪等是导致腹痛的主要原因。《素问·举痛论》云"经脉流行不止，环周不休，寒气入经而稽迟，泣而不行，客于脉外则血少，客于脉中则气不通，故卒然而痛"，阐明了疼痛发生的部位。

西医中的肠易激综合征、消化不良、胃肠痉挛、不完全性肠梗阻、肠粘连、肠系膜和腹膜病变、腹型过敏性紫癜、尿路结石、急（慢）性胰腺炎、肠道寄生虫等以腹痛为主要表现的疾病均属本病范畴。

（一）病因病机

感受外邪、饮食所伤、情志失调及体质虚弱、劳倦内伤等，致气机阻滞、脉络痹阻或经脉失养而发生腹痛。腹痛病机为脏腑气机不利，气血阻滞，"不通则痛"；或气血不足，经脉失养，脏腑失煦，"不荣则痛"。总之，本病的基本病机为"不通则痛"或"不荣则痛"。其病位在脾、胃、肝、胆、肾、膀胱、大肠、小肠等多个脏腑。因腹内有许多脏腑，且为诸多经脉所过之处，故腹痛可见于多种脏腑疾病。

（二）诊断要点

凡是在胃脘以下、耻骨毛际以上部位的疼痛，即为腹痛。

腹痛发病过程中病机变化复杂，往往互为因果，互相转化，互相兼夹。脏腑气机阻滞，气血运行不畅，经脉痹阻，"不通则痛"，多为实证；脏腑经脉失养，则"不荣而痛"，多为虚证。气血不足夹杂气滞血瘀，或脾胃虚弱与肝胆湿热互见，多为虚实夹杂证。病初多为实证，病久多为虚证或虚实夹杂证。若发病急骤，痛势剧烈、拒按，多为实证；病程较长，腹痛缠绵、喜按，多为虚证。腹痛急暴，得温痛减，遇冷则甚，四肢欠温，口不渴，小便清长，舌淡，苔白，脉沉紧，多见于寒邪内阻证。暴饮暴食后脘腹胀痛，拒按，嗳腐吞酸，恶食，得吐泻后痛减，苔厚腻，脉滑，多见于饮食积滞证。腹痛胀闷，攻窜不定，痛引少腹，得嗳气或矢气则胀痛减轻，遇恼怒加剧，喜太息，苔薄白，脉弦，多见于肝郁气滞证。腹痛隐隐，时作时止，喜热恶冷，痛时喜按，饥饿劳累后加剧，大便溏薄，神疲怯冷，舌质淡，苔薄白，脉沉细，多见于中虚脏寒证。痛势较甚，疼痛固定不移，刺痛，舌质紫暗，脉弦或涩，多见于瘀血内停证。

（三）治疗

腹痛的治疗以"通"字立法，在临床上应根据辨证的虚实寒热来治疗，实则攻之，虚则补之，热者寒之，寒者热之，滞者通之。对于虚实夹杂及寒热错杂证，应随病机兼夹变化，或寒热并用，或攻补兼施。基本治疗原则为通调腑气，缓急止痛。腹痛可见于多种病证。腹痛不是一个独立的疾病，而是很多疾病的一种证候表现，所以应注意查找原发病证。

1. 实证

【治法】通腑消滞，理气止痛。

【主穴】以岭南腹针中焦区、下焦区及岭南背针中焦区、下焦区为主，配合岭南头皮针厥阴区、少阳区。

【配穴】寒邪内阻者，配神阙；饮食积滞者，配下脘、梁门；肝郁气滞者，配期门、太冲；瘀血内停者，配阿是穴、膈俞。

【操作】常规消毒后，岭南腹针采用岭南飞针疗法"飞行旋转式"手法，"一旋、二翻、三点头"，即搓动捻转针柄使针旋转，然后刺手迅速翻腕，如飞鸟展翅一般将针迅速刺入皮下；岭南背针采用岭南飞针疗法"指压式"手法，"一压、二提、三旋转"，先迅速将针压入皮下，抵住穴旁将针往外稍提起，再搓动针柄使针旋转；岭南头皮针采用岭南飞针疗法"注射式"手法，"一拍、二推、三旋转"，即腕背屈后，突然手腕掌屈，沿皮快速推入，顺势旋转，迅速将针刺入。其余穴位以直刺为主。选择电针连续波，留针20分钟后出针。

【方义】实证腹痛多责之于病理产物阻滞，不通则痛，脾胃之气不畅则水液、痰饮、食物积聚于体内。岭南腹针、背针之中焦区为脾胃之区，刺激中焦区可调畅脾胃之气，调节脾胃升清降浊的功能，使得腑气通畅，腹痛自缓；下焦区为肝肾之区，针刺下焦区可通利下焦，通腑止痛。另外，腹痛患者常有气机阻滞，结合岭南头皮针之少阳区、厥阴区，可舒畅肝胆气机，起到通则不痛的作用。

2. 虚证

【治法】温中补虚，缓急止痛。

【主穴】以岭南腹针中焦区、下焦区及岭南背针中焦区、下焦区为主，配合岭南头皮针太阳区、阳明区。

【配穴】中虚脏寒者，配脾俞、神阙。脐周疼痛者，配上巨虚；脐下疼痛者，配下巨虚；少腹疼痛者，配曲泉。

【操作】常规消毒后，岭南腹针采用岭南飞针疗法"飞行旋转式"手法，"一旋、二翻、三点头"，即搓动捻转针柄使针旋转，然后刺手迅速翻腕，如飞鸟展翅一般将针迅速刺入皮下；岭南背针采用岭南飞针疗法"指压式"手法，"一压、二提、三旋转"，先迅速将针压入皮下，抵住穴旁将针往外稍提起，再搓动针柄使针旋转；岭南头皮针采用岭南飞针疗法"注射式"手法，"一拍、二推、三旋转"，即腕背屈后，突然手腕掌屈，沿皮快速推入，顺势旋转，迅速将针刺入。其余穴位以直刺为主。选择电针连续波，留针20分钟后出针。

【方义】虚证腹痛表现为绵绵作痛，临床表现为一派脏腑功能不足的症状，因此以"补"为主。岭南腹针以任脉为首补阴，岭南背针以督脉为首助阳，二者相配合，可交通阴阳，激发经气，调补气血。岭南腹针、背针之中焦区与脾胃功能密切相关，下焦区与肝肾功能密切相关，针刺中焦区可补气健脾益胃，针刺下焦区可疏肝益肾纳气，通过补气纳气可使气机通畅，气通则血行，血脉得以荣润，从而"荣则不痛"。岭南头皮针之阳明区多气多血，太阳区与足太阳膀胱经密切相关，足太阳膀胱经作为循行周身的最长经脉，上达头部，可通行周身气血，调节脏腑功能。

（四）病案举隅

孙某，男，55岁，2020年2月20日以"反复腹痛1个月，加重半天"为主诉就诊。症见右下腹阵发性胀痛，伴随右侧胁肋部及腹股沟放射痛，晨起和上午明显，餐后活动时加重，排气后腹痛可稍减轻，已于外院完善彩超，排除阑尾炎及尿路结石的可能，胃纳一般，小便正常，大便稍干结，入睡稍困难，梦多，舌淡红，苔薄白，脉弦。进一步询问病史，得知患者1月余前因家中琐事与家人争吵，平素容易因小事影响情绪，烦躁抑郁。

现症见：腹部胀痛，以右下腹为主，可放射至右侧胁肋部，舌淡红，苔薄白，脉弦。

中医诊断：腹痛（肝郁气滞证）。

西医诊断：肠易激综合征。

治当以疏肝解郁，理气止痛为原则。初诊针刺以岭南飞针疗法三术为法。根据肝郁气滞的证型特点，选取岭南腹针中焦区、下焦区，岭南背针中焦区、下焦区及岭南头皮针厥阴区、少阳区为治疗主穴，选取太冲、期门、足三里、百会、三阴交为治疗配穴。腹部穴位连接电针连续波，留针20分钟后出针。出针后患者自述腹部胀痛不适感明显减轻。嘱患者调畅情志，减轻心理负担，必要时可接受心理疏导。

2诊，以岭南背针治疗为主，腰部及骶尾部穴位连接电针连续波，留针20分钟后出针，患者诉针刺后自觉胁肋部胀闷不适感减轻，头脑较前清明。之后患者隔天前来针刺，1周3次，连续针刺2周后，患者诉夜间睡眠好转，大便较前通畅，腹痛未再发。

【按语】根据本案患者情况，在排除器质性病变后，中医的诊治有较大优势。结合四诊资料，如少腹胀痛放射至同侧腹股沟、烦躁易怒、入睡困难、脉弦等，判断该患者为肝郁气滞型腹痛。治疗运用岭南飞针疗法，以疏肝解郁，调节全身气机，从而达到理气止痛的目的。另外，情志失调是本病重要的发病因素，《黄帝内经》曰"恬淡虚无，真气从之，精神内守，病安从来"，因此在治疗本病时，要注意患者的情志疏导，调整患者心态，充分发挥调神对心理调控的积极作用。针灸治疗腹痛效果较好，但针刺止痛后应明确诊断，积极治疗原发病，以防延误病情。

第十八节 便秘

便秘，是以大便排出困难，排便周期延长，或周期不长，但粪质干结，排出艰难，或粪质不硬，虽频有便意，但排便不畅为主要表现的病证。中医古代文献言其为"脾约""燥结""秘结"等。

西医学中的功能性便秘、肠易激综合征、肠炎恢复期之便秘、药物性便秘、内分泌及代谢性疾病所致的便秘均属本病范畴。

（一）病因病机

便秘主要由外感寒热之邪、饮食情志内伤、病后体虚、阴阳气血不足等导致。热结、气滞、寒凝、气血阴阳亏虚，致使邪滞胃肠，壅塞不通；肠失温润，推动无力，糟粕内停，大便排出困难。

便秘的发生常与饮食不节、情志失调和年老体虚等因素有关。病位在大肠，与脾、胃、肺、肝、肾等脏腑有关。基本病机是大肠传导不利。胃与肠相连，胃热炽盛，下传大肠，燔灼津液，大肠热盛，燥屎内结，可成便秘；肺与大肠相表里，肺之燥热下移大肠，则大肠传导功能失常，而成便秘；肝主疏泄气机，若肝气郁结，则气滞不行，腑气不能畅通；肾主五液而司二便，若肾阴不足，则肠道失润，若肾阳不足，则大肠失于温煦而传送无力，大便不通。

临床辨证主要分为虚实两类。实证有热结、气滞、寒积，虚证有气虚、血虚、阴虚和阳虚，总由大肠传导失职而成。

（二）诊断要点

排便次数每周少于3次，或周期不长，但粪质干结，排出艰难，或粪质不硬，虽频有便意，但排便不畅者可诊断为便秘。

便秘的病性可概括为虚实两个方面。热秘、气秘、冷秘属实，气血阴阳亏虚所致者属虚。虚实之间常常相互兼夹或相互转化。大便干燥坚硬，肛门灼热，苔黄厚，多属肠胃积热；阳虚体质，排便艰难，舌体胖而苔白滑者，多为阴寒内结；大便不干结，排便不畅，或欲便不出，舌质淡而苔少者，多为气虚；若粪便干燥，排出艰难，舌质红而少津无苔者，多属血虚津亏。热秘：大便干结，腹胀，口干口臭，尿赤，舌红，苔黄燥，脉滑数。气秘：欲便不得，腹中胀痛，嗳气频作，胸胁胀满，苔薄腻，脉弦。冷秘：大便艰涩，排出困难，腹中冷痛，面色白，四肢不温，小便清长，舌淡，苔白，脉沉迟。虚秘：虽有便意，但排出不畅，便质不干硬，神疲气怯，面色无华，头晕心悸，舌淡嫩，苔薄，脉细弱。

（三）治疗

便秘治疗当分虚实而治。实证邪滞大肠，腑气闭塞不通，其治疗原则以祛邪为主，据热秘、冷秘、气秘之不同，分别施以泻热、温通、理气之法，辅以导滞之品，标本兼治，邪去便通。虚证肠失温润，推动无力，治以养正为先，依阴阳气血亏虚的不同，主用滋阴养血、益气温阳之法，酌用甘温润肠之药，标本兼治，正盛便通。虚实夹杂者，当攻补兼施。

在治法上，实证予以通泻，虚证予以滋补。属热结者宜泻热通腑，气滞者宜行气导滞，寒积者宜散寒通里，气虚者宜益气润肠，血虚者宜养血润燥，阴虚者宜滋阴润下，阳虚者宜温阳通便。

1. 实证

【治法】理气祛邪，通便化滞。

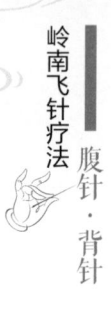

【主穴】以岭南腹针上焦区、中焦区及岭南背针上焦区、中焦区为主，配合岭南头皮针厥阴区、少阳区。

【配穴】热秘者，配合谷、腹结；气秘者，配中脘、太冲；冷秘者，配关元、神阙；大便干结者，配关元、下巨虚。

【操作】常规消毒后，岭南腹针采用岭南飞针疗法"飞行旋转式"手法，"一旋、二翻、三点头"，即搓动捻转针柄使针旋转，然后刺手迅速翻腕，如飞鸟展翅一般将针迅速刺入皮下；岭南背针采用岭南飞针疗法"指压式"手法，"一压、二提、三旋转"，先迅速将针压入皮下，抵住穴旁将针往外稍提起，再搓动针柄使针旋转；岭南头皮针采用岭南飞针疗法"注射式"手法，"一拍、二推、三旋转"，即腕背屈后，突然手腕掌屈，沿皮快速推入，顺势旋转，迅速将针刺入。其余穴位以直刺为主。选择电针连续波，留针20分钟后出针。

【方义】上焦区与心肺功能密切相关，肺与大肠相表里，若肺气不通，燥热下移大肠，则大肠传导功能失常，而成便秘；中焦区则是脾胃之区，脾胃受纳腐熟，传达大肠，若脾胃功能失常，影响大肠传导，可成便秘。针刺岭南腹针上焦区、中焦区可清肺除热，理气运脾。岭南腹针与岭南背针相配合，任督阴阳之气通，寒凝得除，血瘀得去。岭南头皮针选用厥阴区、少阳区，因肝胆主疏泄气机，若肝气郁结，则气滞不行，腑气不能畅通，通过针刺厥阴区、少阳区可使气机通畅，大便顺利排出。

2. 虚证

【治法】益气扶正通便。

【主穴】以岭南腹针上焦区、中焦区、下焦区及岭南背针中焦区、下焦区为主，配合岭南头皮针阳明区。

【配穴】虚秘者，配关元、脾俞。

【操作】常规消毒后，岭南腹针采用岭南飞针疗法"飞行旋转式"手法，"一旋、二翻、三点头"，即搓动捻转针柄使针旋转，然后刺手迅速翻腕，如飞鸟展翅一般将针迅速刺入皮下；岭南背针采用岭南飞针疗法"指压式"手法，"一压、二提、三旋转"，先迅速将针压入皮下，抵住穴旁将针往外稍提起，再搓动针柄使针旋转；岭南头皮针采用岭南飞针疗法"注射式"手法，"一拍、二推、三旋转"，即腕背屈后，突然手腕掌屈，沿皮快速推入，顺势旋转，迅速将针刺入。其余穴位以直刺为主。选择电针连续波，留针20分钟后出针。

【方义】虚秘可表现为气虚、血虚、阴虚、阳虚。岭南腹针分区位于人体正中，主要由任脉及足少阴肾经循行之处组成，主一身之阴；岭南背针分区主要由督脉及足太阳膀胱经循行之处组成，主一身之阳。岭南腹针、背针交替治疗，可激发经气，促进阴阳调和，上焦区益肺气，中焦区健脾气，下焦区壮阳气。岭南头皮针阳明区主治胃与大肠疾病，针刺之可起到补气养血、滋阴润燥而通便的作用。

（四）病案举隅

苏某，男，75岁，2023年5月28日以"大便难解3年余"为主诉就诊。患者于3年余前无明显诱因出现解大便困难，大便干结如羊屎状，3～5天1次，需口服乳果糖口服溶液或外用开塞露辅助排便，伴有潮热盗汗，偶有耳鸣，口干，舌红，少苔，脉细数。曾于外院完善胃肠镜检查，结果未见明显异常，大便常规检查正常，考虑诊断为老年功能性便秘。

现症见：大便难解，3～5天1次，大便干结，呈颗粒状，时有腹胀，口干，舌红，少苔，脉细数。

中医诊断：便秘（阴虚秘）。

西医诊断：老年功能性便秘。

治当以滋阴增液，润燥通便为原则。初诊针刺以岭南飞针疗法三术为法。根据阴虚秘的证型特点，选取岭南腹针上焦区、中焦区、下焦区，岭南背针中焦区、下焦区及岭南头皮针阳明区为治疗主穴，选取天枢、大肠俞、上巨虚、支沟、照海、阴陵泉为治疗配穴。腹部穴位连接电针连续波，留针20分钟后出针。嘱患者次日再诊。

2诊，以岭南背针治疗为主，腰部及骶尾部穴位连接电针连续波，留针20分钟后出针，患者诉针刺后腹部可闻及明显肠鸣音，晨起口干症状较前减轻。之后患者隔天前来针刺，头皮针每次均执行，腹针与背针交替执行，1周3次，连续针刺2周后，患者大便2天1次，质较前软，成形软便呈条状，未再发耳鸣、潮热盗汗。

【按语】本病患者是以阴虚为主要表现的便秘，通过岭南腹针、背针结合头皮针治疗，起到滋阴润燥通便的效果。随着我国人口老龄化及饮食结构、生活习惯的改变，便秘的发病人群不断增多。本病临床上虽然不是急危重症，但是长期便秘可增加罹患结直肠癌的风险，也可诱发多种心脑血管疾病，所以应该及时、及早治疗。西药治疗多采用口服或外用通便剂，但存在不良反应、副作用较多，长期使用容易产生耐药性，可导致便秘症状反复、病程缠绵等问题。相对于西药治疗，中医针刺治疗本病颇具特色，针灸治疗功能性便秘效果较好。如由其他疾病引起者，应积极治疗原发病。

第十九节 腹胀

腹胀即鼓胀，是指腹部胀大如鼓的一类病证，临床以腹大胀满、绷急如鼓、皮色苍黄、脉络显露为特征，故名鼓胀。鼓胀病名最早见于《黄帝内经》，如《灵枢·水胀》载"鼓胀何如？岐伯曰：腹胀身皆大，大与肤胀等也，色苍黄，腹筋起，此其候也"，较详细地描述了鼓胀的临床特征。《灵枢·胀论》所列"五脏六腑胀"，即具有本病最早的分类意义。有关本病的病因病机，《素问·阴阳应象大论》认为是"浊气在上"。《素问·腹中论》记载："有病心腹满，旦食则不能暮食……名为鼓胀……治之以鸡矢醴……其时有复发者何也？岐伯曰：此饮食不节，故时有病也。"《金匮要略·水气病脉证并治》之肝水、脾水、肾水均以腹大胀满为主要表现，亦与鼓胀类似。《诸病源候论·水蛊候》认为本病发病与感受"水毒"有关，将"水毒气结聚于内，令腹渐大，动摇有声"者，称为"水蛊"。《诸病源候论·水症候》提出鼓胀的病机是"经络痞涩，水气停聚，在于腹内"。《丹溪心法·鼓胀》指出："七情内伤，六淫外侵，饮食不节，房劳致虚……清浊相混，隧道壅塞，郁而为热，热留为湿，湿热相生，遂成胀满。"李梴提出本病的治疗法则，《医学入门·鼓胀》说："凡胀初起是气，久则成水……治胀必补中行湿，兼以消积，更断盐酱。"喻嘉言《医门法律·胀病论》认识到癥积日久可致鼓胀，"凡有癥瘕、积块、痞块，即是胀病之根"。唐容川《血证论》认为"血臌"的发病与接触河中疫水、感染"水毒"有关。各家针对不同病理因素提出其分类，有气、血、水、虫多端。本病的临床表现类似西医学所指的肝硬化腹水，包括病毒性肝炎、血吸虫病、胆汁性、营养不良性等多种原因导致的肝硬化腹水。至于其他疾病出现的腹水，如结核性腹膜炎腹水、丝虫病乳糜样腹水和腹腔内晚期恶性肿瘤、慢性缩窄性心包炎、肾病综合征等所致腹水，若符合鼓胀特征者，亦可参照本节内容进行辨证论治和辨病处理。

（一）病因病机

鼓胀病因比较复杂，概言之，有酒食不节、情志刺激、虫毒感染、病后续发4个方面。形成本病的机理，主要在于肝、脾、肾受损，气滞血结，水停腹中。鼓胀的形成虽有上述种种因素，但其基本病理变化总属肝、脾、肾受损，气滞、血瘀、水停腹中。病变脏器主要在于肝脾，久则及肾。因肝主疏泄，司藏血，肝病则疏泄不行，气滞血瘀，进而横逆乘脾，脾主运化，脾病则运化失健，水湿内聚，进而土壅木郁，以致肝脾俱病。病延日久，累及于肾，肾关开阖不利，水湿不化，则胀满愈甚。病理因素不外乎气滞、血瘀、水湿，水液停蓄不去，腹部日益胀大成臌。故喻嘉言曾概括为"胀病亦不外水裹、气结、血瘀。"气、血、

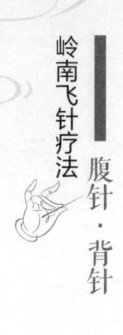

水三者既各有侧重，亦常相互为因，错杂同病。

（二）诊断要点

本病多属本虚标实之证。临床首先应辨其虚实标本的主次，标实者当辨气滞、血瘀、水湿的偏盛，本虚者当辨阴虚与阳虚的不同。

（三）治疗

1. 实证

腹胀按之不坚，胁下胀满或疼痛，饮食减少，食后胀甚，得嗳气、矢气稍减，小便短少，苔薄白腻，脉弦。

【治法】行气活血，祛湿利水。

【主穴】以岭南腹针中焦区、岭南背针中焦区为主。

【配穴】寒凝者，加归来；痰湿中阻者，配中脘、丰隆、阴陵泉。

【操作】常规消毒后，岭南腹针采用岭南飞针疗法"飞行旋转式"手法，"一旋、二翻、三点头"，即刺手迅速翻腕，如飞鸟展翅一般将针迅速刺入皮下，以泻法稍行针；岭南背针采用岭南飞针疗法"指压式"手法，"一压、二提、三旋转"，针尖向上，以浅刺为主，迅速将针刺入皮下。归来、中脘、丰隆直刺1~1.5寸，阴陵泉直刺1~2寸。选择电针连续波，留针20分钟后出针。

【方义】本病病位在肝脾，实证多由气滞痰凝引起，岭南飞针疗法通过腹针浅刺可疏利肝胆气机，理畅三焦以祛湿，还可宽胸理气，化痰解郁。足太阳膀胱经为背俞穴所在经脉，可调治五脏六腑，岭南背针中焦区肝、胆、脾、胃脉气充盛，针刺之可调理中焦气机，条畅三焦之气。

2. 本虚标实证

腹大胀满，或见青筋暴露，面色晦滞，唇紫，口干而燥，心烦失眠，时或鼻衄，牙龈出血，小便短少，舌质红绛少津，苔少或光剥，脉弦细数。

【治法】滋肾柔肝，养阴利水。

【主穴】以岭南腹针中焦区及岭南背针中焦区、下焦区为主。

【配穴】肾精亏虚者，配志室、悬钟、三阴交；气虚血瘀者，配气海、脾俞、膈俞。

【操作】常规消毒后，岭南腹针采用岭南飞针疗法"飞行旋转式"手法，"一旋、二翻、三点头"，即刺手迅速翻腕，如飞鸟展翅一般将针迅速刺入皮下；岭南背针采用岭南飞针疗法"指压式"手法，"一压、二提、三旋转"，浅刺且针尖向下，随经脉去向进针。志室直刺0.5~0.8寸，悬钟、三阴交、气海直刺1~1.5寸，脾俞、膈俞斜刺0.5~0.8寸。选择电针连续波，留针20分钟后出针。

【方义】岭南腹针中焦区属脾胃之区，脾胃乃后天之本，气血生化之源，飞针浅刺相应区域可调动气血运行，以助脾胃运化水谷，化生气血，配合岭南背针中焦区、下焦区可调补脾肾，益血生髓。

（四）病案举隅

汪某，男，54岁，2022年5月11日以"腹胀2年余，加重伴发热1周"为主诉就诊。既往体质一般，有高血压、糖尿病病史，平日气短疲惫，活动后加重，胃纳较差。1周前出现发热，体温最高达39℃，腹部亦随之逐渐胀大，近来自汗多。

现症见：腹部胀大如鼓，纳谷不香，尿少，腹胀，头昏，大便秘结，每周仅排便2~3次，睡眠差，舌紫红，苔光剥，脉细弦。

中医诊断：鼓胀（阴虚湿阻证）。

西医诊断：肝硬化。

治当以补益肝肾，健脾祛湿为原则。初诊针刺以岭南飞针疗法三术为法。根据阴虚湿阻的证型特点，选取岭南腹针中焦区、下焦区及岭南背针中焦区为治疗主穴，选取太溪、足三里为治疗配穴。腹部穴位连接电针连续波，留针20分钟后出针。疗程共10天，腹针与背针交替执行，每5天休息1天。疗程结束后患者自述小便量增多，腹胀症状缓解，胃纳

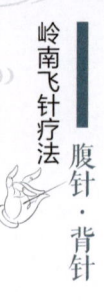

改善，自汗减轻，大便较前通畅。

【按语】鼓胀的治疗原则主要是补虚泻实，调整阴阳。本虚标实证以阴虚湿阻居多，阴虚者应滋补肝肾，湿阻者宜健运脾胃，清利痰湿。实证则以理气健脾祛湿为主要治法。本案患者为中年男性，证属阴虚湿阻证，缘患者为阴虚体质，脏腑功能衰退，脾胃气虚，加之过食肥甘厚腻，导致脾胃运化无力，水谷精微无法化生气血，气滞于中焦则生痰湿，日久则发为鼓胀。本病病机关键在于肝肾阴虚，痰湿阻滞。治疗上，采用岭南飞针疗法调补脾胃，以助气血化生，调气行血以助气血运行、濡养于周身。腹部任脉属阴，为"阴脉之海"，背部督脉属阳，为"阳脉之海"，阴阳同调，则卫阳与营阴同生，取得气血同调的效果。

第二十节 纳呆

纳呆，是指胃的受纳功能呆滞，也称"胃呆"，即消化不良、食欲不振的症状。如果胃口不好，常有饱滞之感，称为"胃纳呆滞"。多由饮食不当，饥饱无常，或嗜食生冷，损及脾阳，或忧愁思虑，伤及脾胃所致。中焦阳气不振，寒从内生，脾胃虚寒，不能腐熟水谷，饮食入胃，停留不化，逆而向上，终至尽吐而出。如《景岳全书》所说："或以酷饮无度，伤于酒湿；或以纵食生冷，败其真阳；或因七情忧郁，竭其中气。总之，无非内伤之甚，致损胃气而然。"

（一）病因病机

胃居中焦，为仓廪之官，主受纳和腐熟水谷，其气下行，以和降为顺。外邪犯胃、饮食不节、情志失调、脾胃虚弱等病因，扰动胃腑或胃虚失和，胃气不相顺接而发为纳呆。

1. 外邪犯胃

风、寒、暑、湿、秽浊之邪侵犯胃腑，胃失和降，均可发生纳呆。但由于季节不同，感受的病邪亦不同。如冬春易感风寒，夏秋易感暑湿秽浊。因寒邪最易损耗中阳中气，凝敛气机，扰动胃腑，故寒邪致病者居多。

2. 饮食不节

饱餐过量，暴饮暴食，偏嗜酒辣，过食生冷油腻，可导致食滞不化；或进食馊腐不洁，或误食异物、毒物等，致使清浊混杂，胃失通降，发为纳呆；或饮食不节，脾胃受伤，水谷不归正化，变生痰饮，停积胃中，发为纳呆。

3. 情志失调

恼怒伤肝，肝失条达，横逆犯胃，或气郁化火，气机上逆而发为纳呆。情志抑郁，忧思伤脾，脾失健运，食停难化，胃失和降，亦可发生纳呆。

4. 脾胃虚弱

由于先天禀赋薄弱，脾胃素虚，或病后损伤脾胃，中阳不振，纳运失常，胃气不降，或胃阴不足，胃失润降，不能承受水谷。《古今医统大全》谓："久病而吐者，胃虚不纳谷也。"

纳呆病位在胃，与肝脾关系密切，其基本病机为胃失和降。脾主运化，以升为健，与胃互为表里，若脾阳素虚，或饮食所伤，则脾失健运，饮食难化，或水谷不归正化，聚湿为痰为饮，停蓄于胃，胃失和降而为纳呆。肝主疏泄，有调节脾胃升降的功能，若情志所伤，肝气郁结，或气郁化火，横逆犯胃，胃气上逆，亦可致纳呆。

（二）诊断要点

本病的辨证当以虚实为纲。如病程短，多偏于邪实，治疗较易，治疗及时则预后良好。属实者应进一步辨别外感、食滞、痰饮及气火的不

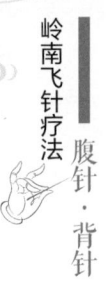

同。若发病较急，伴有表证者，属于外邪犯胃；抑郁善怒者，则多属肝气郁结；痰饮与肝气犯胃之纳呆，易于复发。若病程较长，来势徐缓，伴有倦怠乏力等症者，多属虚证。属于虚证者当辨别脾胃气虚、脾胃虚寒和胃阴不足之区别。若反复发作，属脾胃虚弱，失于受纳；吞酸嘈杂，或伴有口干、似饥不欲饮食者，为胃阴不足。纳呆日久，病情可由实转虚，或虚实夹杂，病程较长，且易反复发作，较为难治。

（三）治疗

1. 外邪犯胃

胃纳不佳，伴有呕吐，频频泛恶，胸脘痞闷，或心中懊恼，伴有恶寒发热，头身疼痛，苔白腻，脉浮或濡。

【治法】温中散寒。

【主穴】以岭南腹针中焦区、岭南背针中焦区为主。

【配穴】寒凝者，加归来；痰湿中阻者，配中脘、丰隆、阴陵泉。

【操作】常规消毒后，岭南腹针采用岭南飞针疗法"飞行旋转式"手法，"一旋、二翻、三点头"，即刺手迅速翻腕，如飞鸟展翅一般将针迅速刺入皮下，以泻法稍行针；岭南背针采用岭南飞针疗法"指压式"手法，"一压、二提、三旋转"，针尖向上，以浅刺为主，迅速将针刺入皮下。归来、中脘、丰隆直刺1~1.5寸，阴陵泉直刺1~2寸。选择电针连续波，留针20分钟后出针。

【方义】本病病位在肝脾，外邪犯胃证多由寒凝或痰湿引起，岭南飞针疗法通过腹针浅刺可理畅三焦以祛湿，还可宽胸理气化痰。足太阳膀胱经为背俞穴所在经脉，可调治五脏六腑，岭南背针中焦区阳气充盛，针刺之可通阳散寒，调理中焦气机，条畅三焦之气。

2. 饮食停滞

胃纳不佳，吐出未消化的食物，嗳气厌食，脘腹胀满，得食更甚，大便秘结或溏泄，气味臭秽，苔厚腻，脉滑实有力。

【治法】消食化滞。

【主穴】以岭南腹针中焦区及岭南背针中焦区、下焦区为主。

【配穴】寒凝者,加归来;痰湿中阻者,配中脘、丰隆、阴陵泉。

【操作】常规消毒后,岭南腹针采用岭南飞针疗法"飞行旋转式"手法,"一旋、二翻、三点头",即刺手迅速翻腕,如飞鸟展翅一般将针迅速刺入皮下;岭南背针采用岭南飞针疗法"指压式"手法,"一压、二提、三旋转",浅刺且针尖向下,随经脉去向进针。归来、中脘、丰隆直刺1～1.5寸,阴陵泉直刺1～2寸。选择电针连续波,留针20分钟后出针。

【方义】岭南腹针中焦区属脾胃之区,脾胃乃后天之本,气血生化之源,飞针浅刺相应区域可调动气血运行,以助脾胃运化水谷,配合岭南背针中焦区、下焦区可消食化积和胃。

(四)病案举隅

杨某,女,33岁,2023年2月11日以"腹痛半年,加重伴纳呆1月余"为主诉就诊。既往体虚,有低血糖病史,平日气短疲惫,胃纳较差。1个月前过食生冷,导致呕吐清水,食欲不振。

现症见:面色萎黄,腹部稍凹陷,纳谷不香,尿少,头晕,大便稀溏,睡眠差,舌淡红,苔白,脉细弱。

中医诊断:纳呆(脾虚食滞证)。

西医诊断:营养不良。

治当以补益脾胃,消食化积为原则。初诊针刺以岭南飞针疗法三术为法。根据脾虚食滞的证型特点,选取岭南腹针中焦区及岭南背针中焦区为治疗主穴,选取足三里、脾俞、胃俞为治疗配穴。腹部穴位连接电针连续波,留针20分钟后出针。疗程共10天,腹针与背针交替执行,每5天休息1天。疗程结束后患者自述无出现恶心欲吐的症状,胃纳改善,大便成形,睡眠较前改善。

【按语】纳呆的治疗原则主要是补虚泻实,调整阴阳。本虚标实证以脾虚食滞居多,脾虚者应补益脾胃,食滞者宜消食化积。本案患者为青年女性，证属脾虚食滞证，患者平素脾虚，加之过食生冷，导致脾胃运化无力，水谷精微无法运行，停滞于中焦，日久发为纳呆。本病病机关键在于脾虚食滞。治疗上，采用岭南飞针疗法调补脾胃，调气行血以助气血运行、濡养于周身。腹部任脉属阴，为"阴脉之海"，背部督脉属阳，为"阳脉之海"，阴阳同调，则卫阳与营阴同生，取得气血同调的效果。

第二十一节 呃逆

呃逆是指胃气上逆动膈，以气逆上冲，喉间呃呃连声，声短而频，难以自制为主要表现的病证。《黄帝内经》无呃逆之名，其记载的"哕"即是本病，如《素问·宣明五气》曰："胃为气逆为哕。"该书已认识到本病的病机为胃气上逆，还认识到呃逆发病与寒气及胃、肺有关，如《灵枢·口问》说"谷入于胃，胃气上注于肺。今有故寒气与新谷气，俱还入于胃，新故相乱，真邪相攻，气并相逆，复出于胃，故为哕"，且认识到呃逆是病危的一种征兆，如《素问·宝命全形论》曰："病深者，其声哕。"呃逆相当于西医学中的单纯性膈肌痉挛，而其他疾病如胃肠神经症、胸腹腔肿瘤、肝硬化晚期、脑血管病、尿毒症及胸腹手术后等所引起的膈肌痉挛之呃逆，均可参照本节进行辨证论治。

（一）病因病机

呃逆病位在膈，病变脏腑关键在胃，常与肺、肾、肝、脾相关，常见病因有饮食不节、情志不遂、正气亏虚等。胃居膈下，其气以降为顺，胃与膈有经脉相连属；肺处膈上，其主肃降，手太阴肺经循行胃口、上膈。肺胃之气均以降为顺，两者生理上相互联系，病理上相互影响。肺之宣肃影响胃气和降，且膈居肺胃之间，诸多病因影响肺胃时，膈间气机不利，逆气上冲于喉间，致呃逆发作。

（二）诊断要点

主症 喉间呃呃连声，声短而频，不能自主，其呃声或高或低，或疏或密，间歇时间不定，常伴胸膈痞闷、脘中不适、情绪不安等症状。

呃声沉缓有力，胸膈及胃脘不舒，得热则减，遇寒更甚，进食减少，喜食热饮，口淡不渴，苔白润，脉迟缓。属胃中寒冷证。

呃声洪亮有力，冲逆而出，口臭烦渴，多喜冷饮，脘腹满闷，大便秘结，小便短赤，苔黄燥，脉滑数。属胃火上逆证。

呃逆连声，常因情志不畅而诱发或加重，胸胁满闷，脘腹胀满，嗳气纳减，肠鸣矢气，苔薄白，脉弦。属气机郁滞证。

呃声低长无力，气不得续，泛吐清水，脘腹不舒，喜温喜按，面色㿠白，手不温，食少乏力，大便溏薄，舌质淡，苔薄白，脉细弱。属脾胃阳虚证。

呃声短促而不得续，口干咽燥，烦躁不安，不思饮食，或食后饱胀，大便干结，舌质红，苔少而干，脉细数。属胃阴不足证。

（三）治疗

1. 实证

【治法】理气和胃，降逆止呃。

【主穴】以岭南腹针中焦区、下焦区，岭南背针上焦区、中焦区及岭南头皮针阳明3组为主。

【配穴】脾胃虚弱较重者，加脾俞、胃俞、章门、中脘；胃火较盛者，加解溪、内庭、大陵；肝郁明显者，加太冲、期门。

【操作】常规消毒后，岭南腹针采用岭南飞针疗法"飞行旋转式"手法，"一旋、二翻、三点头"，即刺手迅速翻腕，如飞鸟展翅一般将针迅速刺入皮下；岭南背针采用岭南飞针疗法"指压式"手法，"一压、二提、三旋转"，以浅刺为主，迅速将针刺入皮下；岭南头皮针采用岭南飞针疗法"注射式"手法，"一拍、二推、三旋转"，即腕背屈后，突然手腕掌屈，沿皮快速推入，顺势旋转，迅速将针刺入。其余穴位以"飞行旋转式"手法刺入为主。选择电针连续波，留针20分钟后出针。

【方义】腹为阴、为机体中心，正中为任脉，针刺岭南腹针中焦区、下焦区可疏肝健脾和胃，调畅整体气机，使脉道通畅，邪有出路。督脉为"阳脉之海"，足太阳膀胱经为多气多血之经，针刺岭南背针中焦区可达到宣郁清热通络之功，实邪可去。岭南头皮针阳明区可调神醒脑，又可通络开窍，理气血，清热化痰散瘀。

2. 虚证

【治法】温中养胃，降逆止呕。

【主穴】以岭南腹针中焦区、下焦区，岭南背针中焦区、下焦区及岭南头皮针阳明3组为主。

【配穴】阳虚明显者，加胃俞、脾俞；胃阴不足者，加胃俞、三阴交；大便秘结者，加天枢、上巨虚。

【操作】常规消毒后，岭南腹针采用岭南飞针疗法"飞行旋转式"手法，"一旋、二翻、三点头"，即刺手迅速翻腕，如飞鸟展翅一般将针迅速刺入皮下；岭南背针采用岭南飞针疗法"指压式"手法，"一压、二提、三旋转"，以浅刺为主，迅速将针刺入皮下；岭南头皮针采用岭南飞针疗法"注射式"手法，"一拍、二推、三旋转"，即腕背屈后，突然手腕掌屈，沿皮快速推入，顺势旋转，迅速将针刺入。其余穴位以"飞行旋转式"手法刺入为主。选择电针连续波，留针20分钟后出针。

【方义】岭南腹针中焦区属脾胃之区，脾胃乃后天之本，气血生化之源，飞针浅刺相应区域可调动气血运行，以助脾胃运化水谷，化生气血，健脾温中，和胃止呃，配合岭南背针中焦区、下焦区可调补脾肾，益血生髓。岭南头皮针阳明区多气多血，气血充盛，针刺阳明区可调补气血。

（四）病案举隅

魏某，女，49岁，2022年11月25日初诊。主诉：反复呃逆3年余，加重10天。现病史：患者3年前进食后开始出现呃逆不适，伴胃脘部隐痛，无反酸烧心等不适，患者间断于外院门诊就诊，症状未见改善，10天前呃逆症状较前加重。

现症见：呃声连连，声短而频，不能自主，伴脘腹胀满，胸胁满闷，生气及寒冷刺激下加重，胃纳减少，入睡困难，二便调，舌红，苔薄白，脉弦滑。既往史：有腰椎骨折后内固定手术史。查体：全腹软，无压痛及反跳痛。辅助检查：2022年3月外院胃镜示慢性非萎缩性胃炎。

中医诊断：呃逆（气机郁滞证）。

西医诊断：顽固性呃逆。

治以顺气解郁，和胃降逆为原则。初诊针刺以岭南飞针疗法三术为法。根据气机郁滞的证型特点，选取岭南腹针中焦区、下焦区，岭南背针上焦区、中焦区及岭南头皮针阳明3组为治疗主穴，选取太冲、太溪、期门、蠡沟、阳陵泉、足三里为治疗配穴。腹部、下肢穴位连接电针连续波，留针20分钟后出针。嘱患者忌生冷油腻之品，舒畅情志，次日复诊。

日后每周治疗3次，12次为1个疗程。第1个疗程结束后，患者胃纳佳，大便通畅，呃逆发生的频率较前减少，胸胁舒畅。连续治疗3个疗程后，患者日常已无呃逆，胃纳佳，无胃脘疼痛，呃逆仅在情绪剧烈波动时发作，嘱日常生活调节情志，饮食清淡，起居有节。

【按语】本案患者为中年女性，病程较长，且提示在生气或寒冷刺激后症状加重，患者平素性情急躁，愤懑不解，郁怒不舒，肝木不能遂其条达之性，气失疏泄，而致肝气横犯脾胃，胃失和降，气逆动膈，膈间之气不利，气逆上冲喉咙，致喉间呃声连连，不能自制。治疗上，采用以岭南腹针为主的针灸治疗以疏肝解郁，通调气机，宽中理气降逆，同时调理中焦气血，从而达到阴阳调和的治疗目的。

第二十二节 肥胖

肥胖是以体重超过一定范围、形体肥胖为主症的疾病，可伴有头晕乏力、神疲懒言、少动气短等症状，是多种其他疾病发生的基础。西医学中的单纯性（体质性）肥胖、代谢综合征等属于本病范畴，可参照本节进行辨证论治。

（一）病因病机

年老体弱、饮食不节、劳逸失调、先天禀赋不足、情志所伤等导致湿浊痰瘀内聚，留着不行，形成肥胖。基本病机总属阳气虚衰，痰湿偏盛。病位在脾与肌肉，与肾关系密切，涉及肝、心、肺。脾气虚弱则运化转输无力，水谷精微失于输布，化为膏脂和水湿，留滞体内；胃热食纳太过，壅滞脾土，转化痰湿膏脂，留滞体内；脾肾阳气虚衰，水液气化失常，痰湿水饮内停；肝失疏泄，或心肺气虚，致津血失于输布，血行迟缓，水湿内停，均可导致肥胖。

（二）诊断要点

主症 形体肥胖，面肥颈壅，项厚背宽，腹大腰粗，臀丰腿圆。

1. 胃热火郁证

肥胖多食，消谷善饥，大便不爽，甚或干结，尿黄，或有口干口苦，喜饮水，舌质红，苔黄，脉数。

2. 痰湿内盛证

形体肥胖，身体沉重，肢体困倦，脘痞胸满，可伴头晕，口干而不欲饮，大便黏滞不爽，嗜食肥甘醇酒，喜卧懒动，舌质淡胖或大，苔白腻或白滑，脉滑。

3. 气郁血瘀证

肥胖懒动，喜太息，胸闷胁满，面晦唇暗，肢端色泽不鲜，甚或青紫，可伴便干、失眠，男子性欲下降甚至阳痿，女性月经不调、量少甚或闭经，经血色暗或有血块，舌质暗或有瘀斑、瘀点，苔薄，脉弦或涩。

4. 脾虚不运证

肥胖臃肿，神疲乏力，身体困重，脘腹痞闷，或有四肢轻度浮肿，晨轻暮重，劳则尤甚，饮食如常或偏少，既往多有暴饮暴食史，小便不利，大便溏或便秘，舌质淡胖，边有齿痕，苔薄白或白腻，脉濡细。

5. 脾肾阳虚证

形体肥胖，易于疲劳，四肢不温，甚或四肢厥冷，喜食热饮，小便清长，舌淡胖，苔薄白，脉沉细。

（三）治疗

【治法】益气健脾，祛湿化痰。

【主穴】以岭南腹针中焦区、下焦区及岭南背针中焦区、下焦区为主。

【配穴】胃肠积热者，配大横、天枢、巨虚、内庭；脾胃虚弱者，配阴陵泉、脾俞、足三里；肾阳亏虚者，配肾俞、关元。心悸者，配神门、内关；胸闷者，配膻中、内关；嗜睡者，配照海、申脉。

【操作】常规消毒后，岭南腹针采用岭南飞针疗法"飞行旋转式"手法，"一旋、二翻、三点头"，即刺手迅速翻腕，如飞鸟展翅一般将针迅速刺入皮下；岭南背针采用岭南飞针疗法"指压式"手法，"一压、二提、三旋转"，以浅刺为主，迅速将针刺入皮下。其余穴位以

"飞行旋转式"手法刺入为主。选择电针连续波，留针20分钟后出针。

【方义】肥胖之症，多责之脾胃肠腑。"中焦如沤"，脾胃属中焦，功能腐熟、消化、吸收、转输水谷精微。"下焦如渎"主要指肾与膀胱的排尿作用和肠道排泄大便的作用，犹如沟渎一样，必须疏通流畅。治疗肥胖时，以畅通中焦、下焦为法，健脾助运，通利肠腑，降浊消脂，针刺岭南腹针、背针中焦区、下焦区可分利水湿、蠲化痰浊。

（四）病案举隅

董某，女，38岁，2022年10月12日以"形体逐渐肥胖5年"为主诉就诊。患者5年前形体逐渐肥胖，并伴眩晕、月经不调等症，至2022年10月，体重由60kg增至88kg，形体呈均匀性肥胖，眩晕耳鸣，步履不实，时欲倾跌，肢体重滞不利，手握不紧，心悸间作，咯吐大量白色黏稠细沫痰，痰出则神清气爽，口干欲饮，月经常延期或闭，苔腻，脉沉滑。

中医诊断：肥胖（水谷成痰，痰凝气滞血瘀证）。

西医诊断：肥胖。

治当以运脾燥湿化痰，执中央以运上下为原则。以岭南腹针中焦区、下焦区及岭南背针中焦区、下焦区为治疗主穴。以丰隆、足三里、合谷、三阴交、内关、公孙、天枢、大横、水分、归来为治疗配穴。

2022年10月30日，治疗1个疗程后，患者肢体困重、心悸、耳鸣较前减轻，体重下降2.5kg。

2022年11月14日，治疗2个疗程后，患者眩晕、口干、痰多较前缓解，体重下降2kg。

2022年11月28日，治疗3个疗程后，患者诉月经较前规律，体重下降2.6kg。

【按语】肥胖是由先天禀赋不足、年老体弱、饮食不节、劳逸失调及情志所伤等原因所致。本病早期以脾虚不运为主，久病可由脾及肾，导致脾肾两虚，或肝失疏泄、心肺失调，可见气滞、痰湿、瘀血相杂，导致病情复杂。临床以胃火炽盛、痰湿内生、气郁血瘀、脾虚不运、脾肾阳虚为主。应注意早期预防，治疗应配合生活调理，以补虚泻实为主要治疗原则，注重调理脾胃，同时结合消导通腑、行气利水、行气化痰或痰瘀同治等法，以标本兼治。本病早期综合治疗，可获痊愈，但也易复发。久胖者，常并见胸痹、消渴、眩晕、水肿等多种病证。岭南飞针作为中医传统针灸的一个独特流派，在肥胖治疗领域展现出了确切的临床疗效。笔者在继承岭南飞针疗法精髓的基础上，融合现代医学理念，发展出一套系统化的肥胖针灸治疗方案。该方案通过刺激手阳明大肠经、足阳明胃经及其他腹部和背部的特定穴位，调节人体代谢功能，促进脂肪分解，实现减重目的。岭南飞针疗法的个性化治疗策略，能够根据患者的体质和肥胖类型，提供精准的针灸治疗。例如，对于嗜睡的肥胖患者，会特别刺激额中线和顶中线的穴位；而面部或颈项部肥胖的患者，则会针对性地刺激相应区域的穴位。这种治疗方法可疏通经络、调和气血，不仅有助于减少脂肪堆积，还能有效解决肥胖引起的健康问题，如精神紧张、睡眠障碍等，从而提升患者的生活质量。岭南飞针疗法以其较小的副作用，为肥胖患者提供了一个相对安全且有效的健康管理选择。